# 一百個中醫經典老偏方

## 疾病掃光光

朱惠東／編著
陳品洋／編審

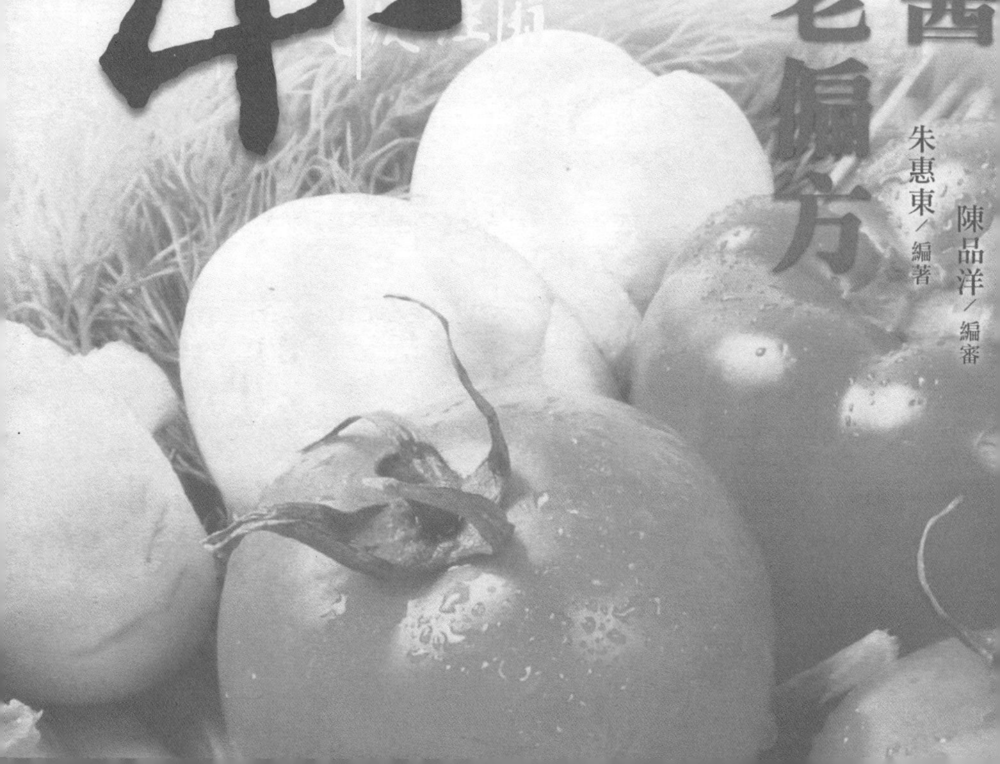

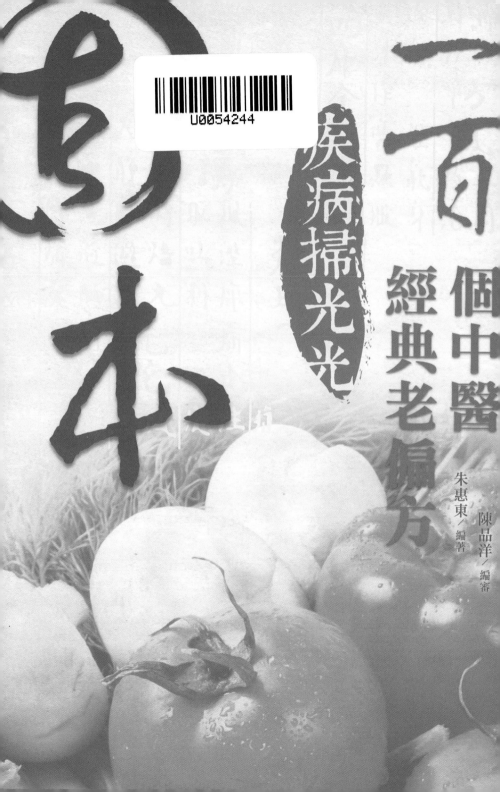

# 目次

編審總序——

# 調養怯病的正途

陳品洋

唐代醫聖藥王孫思邈曾提出，藥物性質比較剛烈，如殿前御兵，用藥物治病怯邪的同時，人體正氣也會受到損害；而食治性質較為柔和，能安臟腑、悅神爽志、資生氣血，因此主張治病時應先採食療平痾遣疾，食療不癒，然後命藥，並將能否靈活運用食療治病，做為衡量醫生水平高低的標準。

現今中醫藥業 cGMP 製造各式現成方劑普遍流通，各種醫藥書籍的普及出版更方便民眾自我學習，因此像是柴胡疏肝湯、麻黃桂枝湯、龜鹿二仙膠等藥名與療效，大多略有耳聞，民眾自然有過不少親身嚐試的經驗。

## 身體自癒求生的妙方

還記得前陣子鬧得沸騰的新聞事件，有位中醫師長期服用龍膽瀉肝湯，罹患尿毒症，須終身洗腎。因而懷疑中藥某些組成成份有毒，偏西醫的言論便要求禁用某些組成藥物。

從以上案例可知，連專業中醫師都會因不當使用中藥，造成身體無法彌補的傷害，更何況一般民眾隨便以身試藥的風險？

藥物有「矯正偏性的能力」，例如受寒用溫熱藥，氣滯血瘀則用疏通活血藥。身體講究的不過就是「平衡」二字，過當使用便成「矯枉過正」了。

醫聖藥王孫思邈可說是食療學的宗師，其醫學巨著《備急千金要方》有「食治」專篇，不僅將食療的地位提升至藥治之上，還對五臟所宜食法、五臟病五味對治法，與老年食養法等做了詳盡闡發，並介紹一百六十二種果蔬、穀米、鳥獸等常用食物的性味、功效、服食宜忌等，以及它們對五臟的補益和疾病的防治作用。

身體有其自癒求生的能力，因而先使用較溫和的食療，會比一下子就用峻藥求速效，較不會干擾及破壞身體的免疫機制。就好比感冒，現今明白不要急著用抗生素壓制病毒，才是調養怯病的正途！

## 食治先於藥治，身體不斷電

筆者曾開設厚生科學中醫診所，一直希望中醫診斷及治療能搭配最新科技儀器輔助。許多中醫基礎原理已由物理學家、生物醫學家大量解秘而普及化，科學家也早已證實「地球幾乎沒有一種變化發生，而不同時顯示出電的現象」、「生命實質上是信息指導下的物質，一種能量轉化的運動過程」。

身體有如一具電動玩具，作為電的訊息接收器與發報器，訊息藉著電磁波載體在身體進出輸送。食物、藥物及喜怒哀樂的情緒，都會影響五臟六腑細胞的電子能階；當身體電磁場偏離，就得進行調控校正訊息，唯有恢復正常訊息軌道，五臟六腑才能重新正常運作，發揮消化吸收的功能。

我們平日飲食攝取的醣類、脂肪、蛋白質，這些營養素分解進入細胞粒腺體後，會進行檸檬酸循環，一直經過電子傳遞鏈，形成所謂生物電池ATP，便是人體從飲食有形物質轉換的主要能量來源。

除了「有形物質營養能量」以外，俄籍華人「場導理論」科學家姜堪政長年驗證提出「人類也需要無形訊息營養」。身體與他人、大自然動植物、聲光電熱磁的「情志接觸交流」都影響了「電訊息營養品質」。

姜堪政及許多專家實驗證實，攜帶訊息的生物電磁場療法，影響細胞生理作用所發揮的特殊醫療效果，與中醫補氣益氣的效果十分相似。筆者相信這種源頭訊息療法的重要性，將日益為人所了解。

繼而進入有形物質營養階段的食療，對感染一般雜症的身體能產生溫和電磁氣訊息，醫聖藥王孫思邈千年前已大力提倡食治先於藥治！

## 傳家收藏的手邊書

《固本：一百個中醫經典老偏方，疾病掃光光》正是一本值得傳家收藏的手邊書！儘管坊間食療藥膳的書籍不少，這本書卻有著兩大特點：第一、以說故事的方法描述案例，使人讀來生動有趣，關於食材、器具的準備簡易方便，易於記憶，不會令人感到深奧難解。第二、作者針對個案撰寫辨證論治的原由，做到診察疾病基本方法「望聞問切」，即使是溫和的食療也得奠基於此。

中華文化博大精深，民間累積無數的醫療經驗方，常聽到部分偏方宣稱可治各種癌症，有如神藥一般，正規醫學多所排斥不屑，筆者也不建議讀者隨意以身嚐試。然而對於習醫的讀者而言，應以包容探索的態度面對，錯誤成見往往是由於知識不足而生，若是隨意否定一些具有良好療效的醫藥方，絕非患者之福。

有時甚至因為正規臨床實驗的成本太高，而埋沒了一些驚世發明。筆者從事醫療相關事業，便接觸過不少「偏方」，印象深刻的是一瓶「回╳露」，由一位六〇年代台灣電子界奇葩在五十多歲時，為了自救而研發出來的藥品，二十餘年來幫助不少人，卻因宣稱療效遭到檢舉，進入司法程序。

令人驚奇的是，在地方法院及高等法院多年纏訟下，最後居然都無罪定讞。原因是有不少受益病人都簽名蓋印，甚至出庭幫他背書做證，販售藥品原物料全由純中草藥物製成，使得法官都驚訝此項發明，無罪判決資料都可查閱，並非筆者虛構。

該研發者乃電子專業人士，根據電子物理原理徹悟中草藥特性，研發出的強效產品。目前流行的醫藥生物奈米科技，不正是根據中草藥物的電子物理化學特性而推陳出新的顯學嗎？

筆者在此花了一些篇幅舉例，為的是：一、感嘆很多特殊經驗方，囿於經費能力，無法透過正規臨床實驗而遭埋沒了。二、科學知識不斷普及之下，許多經驗方逐漸能受到驗證，我們更該重視與保存前人得之不易的醫療資產。

例如《固本：一百個中醫經典老偏方，疾病掃光光》這類溫和食療經驗方，手邊收藏一本，方便又實用。

採用中醫膳食療養，恢復身體自癒求生的能力，提升免疫機制，才是怯病養生之道！

## 陳品洋

學歷：台灣大學經濟系畢業、廣州中醫藥大學碩士班研究、美國大衛大學自然醫學博士班研究。

經歷：厚生科學中醫診所前執行長、中華亞太學術文化交流促進會理事、台灣亞太健康管理協會吳興分會長暨健康管理師、公共營養師、山嵐雲月室內裝修有限公司負責人。

簡述：致力全方位身心靈的健康平衡與管理。

推薦序——

# 食療，一種理想的選擇

陳泰瑾

這本《固本：一百個中醫經典老偏方，疾病掃光光》基於藥食同源的概念，假如治療一種病，我們不需要用藥物，而用膳食的方式來處理，不失為一種理想的選擇。

坊間有不少藥膳兼具療效的書籍，雖然圖文俱佳，看似可口，然而藥膳最主要的作用，還是在於它的「療效是否確實」，這才是最大的重點；其次，才是美味與否，畢竟良藥總是苦口。當然，如果能讓療效與美味兼得，那真是大眾求之不得的一樁美事！

筆者審視書中各個主題及內涵，發覺此書是經由經驗豐富的中醫師蒐集並撰寫，每位中醫看診的過程與歷練皆不同，本書作者能將其外公畢生看診經驗，結合自身醫藥學理，予以簡化成家家戶戶均可看懂的治病良方，而且對於每種藥膳的療效剖析、各種食物的屬性辨明，與人體的各種症狀反應互為搭配，精細的解釋與闡述，相信大家讀後必定會有極大迴響與收穫。

如果每個人家中均備《固本：一百個中醫經典老偏方，疾病掃光光》，相信能解決人身病痛問題於初步。

書中除了有關治療的部分，尚且收錄許多女性美容、養顏、抗衰老的保健秘方，方中均有中醫學習的解說與依據，以現代人來說，不褪流行的三種醫學主題：一、養顏美容；二、抗衰老；三、壯陽事；此書可說是切中時代的需求脈動，筆者並未方方親自試驗，以求其應驗的程度，然則以一個老中醫所蒐集的驗方而言，得來實屬不易，且其心志毅力的付出可謂不少。

在此推薦與各位讀者參考，希望大家都能享受健康幸福的人生。

陳泰瑾　中醫師謹誌于　常春藤中醫診所

陳泰瑾　醫師

學歷：中國醫藥大學中西醫學系畢。

經歷：常春藤中醫診所院長、北市陽明院區主治醫師、中醫師全聯會主任委員。

# 中醫的「博大」與「精深」

蔡志一

擔任老人大學教授八年，自己也教保健養生及針灸十多年，對於老一輩的民俗方式及自然療法經常有互動，發現老中醫的經驗中也就包含了這些千年智慧。

《固本：一百個中醫經典老偏方，疾病掃光光》有著老中醫的實務經驗，同時隨著時代改變及文化衝擊，有了更順應現代的作法，非常推薦所有愛好知識的讀者吸收玩味。

中醫的「博大」與「精深」，可以在此一窺究竟。

蔡志一　博士
學歷：瑞士維多利亞大學運動與休閒管理博士、美國普瑞斯頓大學健康管理博士、國立台灣師範大學運動與休閒管理碩士、國立台灣師範大學衛生教育碩士。
經歷：加拿大溫哥華針灸醫師、臺灣亞太健康管理協會理事長、新世紀形象管理學院副院長、台灣發展研究院國際文化交流研究所副所長。

# 用食療輕鬆調理養身

賴鎮源

在眾多食療相關書籍中，欣見這套蒐集老中醫問診的食療智慧經驗方，作者以故事案例敘述，並加以辨證論治，即使溫和如食療方式，也是非常重要、不可輕忽。現代人服用繁雜又易有副作用的藥物及保健品，都忘了博大精深的中國傳統醫學，何不向前人取經，汲取寶貴有效經驗方，融入生活，輕鬆調理養身。

賴鎮源 醫師
經歷：中國傳統醫學會理事長、合元中醫診所院長、廣州中醫藥大學醫學博士。

# 第一章

# 兒童除病偏方

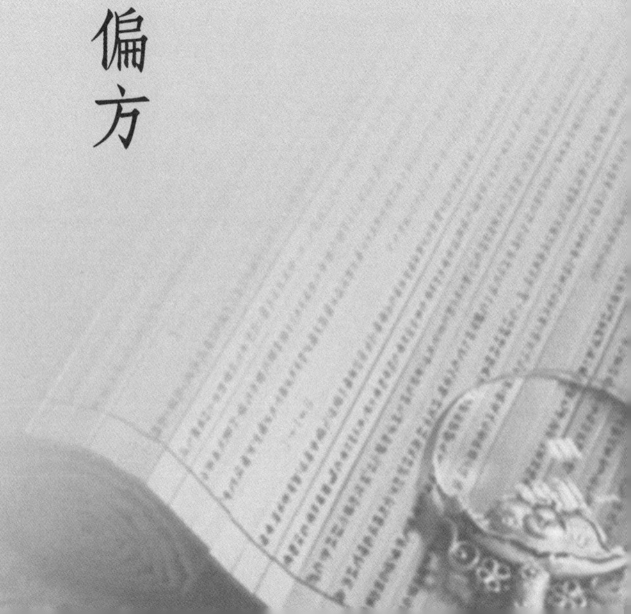

# 一、小兒貧血問題——

## 老中醫問診記

「孩子臉色發黃、日漸消瘦，真不知道該怎麼辦！」陳太太焦急說著。

老中醫：「有沒有想過可能是貧血問題？」

陳太太帶著女兒婷婷找外公問診，外公一看婷婷面黃肌瘦，便細心地翻翻婷婷眼白，替她把脈，查看究竟。

陳太太說，婷婷太偏食，肥膩的肉類不吃，蔬菜瓜果也不愛吃，就是喜歡吃餅乾、甜點等零食。一到吃飯時間怎麼都吃不下東西，哄著吃也不行，她自己也不喊餓，反正就是日漸消瘦，而且臉色發黃，讓陳太太和陳先生很擔心。於是，陳太太就帶婷婷來找外公看診，看看是否肚子裡有蛔蟲什麼的。

外公診脈後說，婷婷不是肚子裡面有蛔蟲或者疳積[編按]，而是患了小兒貧血，導致面黃肌瘦。

外公說，貧血是小孩經常會出現的一種綜合病症，由於小朋友身體內部器官的功能，相對成年人而言是比較不完整的，因此小兒一旦偏食，或是家長在飲食方面調配不足，都會造成小兒營養不良、攝取不均衡的狀態，久而久之就會造成小兒貧血。

陳太太一聽非常擔心，趕緊向外公求教該怎麼辦。外公請她不用過分擔心，針對婷婷偏食、好甜食的特點，外公介紹了紅棗花生粥，叮囑她近期每天多煮紅棗花生粥和黑芝麻糊給婷婷食用，即便以後婷婷貧血狀態有所改善，也可以持續食用。

陳太太按照外公的偏方，輪流煮黑芝麻糊和紅棗花生粥給婷婷當作早餐，不到一個月，婷婷的臉頰紅潤了，貧血情況得到了很好的改善，外公叮囑陳太太要持之以恆，多注意婷婷的飲食均衡。

## 老中醫病理剖析

由於小兒貧血的外在病症表現不多，因此很多家長都會忽視，甚至不知道自己的孩子患上了貧血。

因此，外公呼籲家長定期帶孩子至醫院體檢或驗血，以便清楚掌握孩子的身體情況。因為小兒貧血對孩子的身心發育會造成極大的影響，因此家長一定要重視。

而且，小兒要是患上貧血，家長不能一味地依賴口服液或進補藥物。因為小孩子的脾胃功能不完善,對於大燥大補的食品可能吸收不了,反而弄巧成拙,對身體造成反作用。

因此,外公建議家長幫貧血的孩子多準備一些健康補血的食療餐,儘量運用日常飲食進行調理。比如說鴨血豆腐湯,將鴨血和豆腐分別切成小塊,放入沸水中煮滾之後,可以依個人口味喜好,往鍋中加入小白菜等青菜,煮熟調味即可食用。

該湯做法很簡單,味道鮮美,小兒也好消化,而且豆腐含有豐富的蛋白質,可以促進小兒的骨骼發育,鴨血中的鐵質可以增強孩子自身的造血功能,從而確保體內紅血球的活性。

---

【編按】疳積是一種由餵養不良、病後失調、慢性腹瀉、腸道寄生蟲等多種慢性疾患引起的一種病症,患兒多數會出現消瘦、羸弱、納呆(胃的受納功能呆滯)、口渴、煩躁等症狀。

## 偏方一　紅棗花生粥。

【食　材】紅棗、花生仁各五十克，白米一百五十克。

【做　法】將紅棗稍微拍開，與去皮後的花生仁、白米一同放進鍋中，加入適量清水，煮一個小時後，加入適量紅糖，即可食用。

## 偏方二　黑芝麻糊。

【食　材】黑芝麻三十克，白米六十克。

【做　法】將黑芝麻和白米分別用水泡一個半小時，等芝麻和白米變得鬆軟後，一同放入石磨中磨爛。在鍋中放入適量清水，將磨爛的黑芝麻和白米倒進鍋中，煮沸、煮熟，加入適量冰糖，等溫度合適後，即可食用。

# 二、小兒夏季暑熱症——

## 老中醫問診記

「小女兒明明白天還好好的，夜裡卻老是莫名發燒，搞得我們晚上都不得安眠！」方太太一臉憔悴。

老中醫：「可能是先天體質虛弱，造成的暑熱症。」

方太太抱著只有八個月大的女兒小燕找外公看診。方太太說，小燕長期高燒不退，而且口乾舌燥，多餵清水，又清尿不止，身體似乎無法吸收水分和營養，總是剛餵了水，轉眼就拉了清尿，整個人病懨懨的，無精打采，舌頭也白了，打了幾日點滴，還是一到晚上就發熱，讓她非常擔心。

外公替小燕把脈看診，發現是得了暑熱症，加上身體虛弱，脾胃不健，導致消化不暢，邪毒難以外排，因此久久發燒不退，或者反覆發作。

暑熱症多發生在體質虛弱或臟腑功能不全的嬰幼兒身上，需要針對性地用藥，因為一旦用藥過猛，容易損傷臟腑，用藥不足又不容易治好，於是外公便細細地詢問小燕的身體狀況。

方太太說，小燕是個早產兒，只八個多月便出生了，由於方太太本身肝功能不好，導致小燕出生之後體重只有二千四百克，需要在保溫箱調養。出生三個月的時候，小燕曾經得過小兒肺炎，可能是方太太腎氣不足，必須剖腹生產的緣故……。

外公替小燕做了徹底的檢查，發現她主要是肺氣難宣，脾胃不健，因此針對性地給予山藥蠶繭粥的方子。因為山藥蠶繭粥可以健脾開胃，還能溫補中氣，比較適合小燕的身體狀況。

方太太按照外公的藥方，每天研磨山藥粉末，配以蠶繭，煮成稀粥餵服小燕，不到一週，小燕就不再出現發熱不退的情況，治好了暑熱症。方太太還堅持每週做兩次山藥蠶繭粥，意在調養好小燕的脾胃。

## 老中醫病理剖析

外公說，暑熱症好發於炎熱的夏季，是一種嬰幼兒發燒不退的病症。

多數發生在六個月至三週歲的嬰幼兒身上，因為這個年齡層的嬰幼兒器官功能發育還未完善，體溫調節的能力較弱，加上發汗機能不健全，排汗時有不暢，散熱緩慢，甚至難以散熱，夏季的酷熱環境，容易因為散熱不良，熱量積聚體內而造成發熱持久不退。

中醫認為嬰幼兒稚陽稚陰編按,臟腑嬌嫩,體質虛弱,若受暑熱影響,使暑氣侵襲肺胃,肺氣失宣,導致汗閉,汗閉而體內之熱難以排泄,因此暑氣內積,發熱不退。

一旦嬰幼兒體內蘊藏的熱氣不能散發,就會損傷胃內的津液,導致嬰幼兒口乾舌燥、口渴燥熱、尿清而頻繁。

偏方一的山藥蠶繭粥和偏方二的綠豆冬瓜水,消熱解暑的效果很好,能夠幫助嬰幼兒排除內熱,生津止渴,滋養脾肺。蠶繭能夠止渴解毒,山藥是健脾開胃的「良藥」,將山藥和蠶繭一同煮成粥,特別適合神疲乏力、胃納減退、食慾不佳、大便稀的嬰幼兒食用。

而冬瓜清熱生津、利水止渴,綠豆可以清熱解暑,二者煮成涼湯,適用於總是發熱不退熱、口渴、尿少的孩子時常飲用。

外公認為,虛體虛弱或者先天稟賦不足的幼年兒童,更加容易出現暑熱症的現狀。家長不必過於慌張,也不用過分講求西藥或施打點滴。因為孩子先天不足,體質較弱,如果接受大量的西藥治療或是打針,反而容易降低孩子自身的抵抗力,造成身體負擔,使體質變得更加虛弱。

---

【編按】稚陽稚陰一語出自醫書《溫病條辨》,意指小孩體質較為虛弱,五臟六腑尚未發育完全,因此抵抗力較低,容易生病。

因此，外公建議，如果孩子患上了暑熱症，家長可以從孩子的日常飲食入手，扶正食療，健脾開胃，促進消化，就能增強孩子體質，促進孩子臟腑機能的完善。

## 偏方一　山藥蠶繭粥。

【食材】蠶繭十到十二個，紅棗數顆，山藥五十克，糯米五十克，白糖適量。

【做法】先將蠶繭洗乾淨，鍋中加入五百毫升左右的水，煮熟後濾去蠶繭的湯渣，保留其汁液，再將去核後的紅棗和山藥、糯米一同放進蠶繭湯水中，煮成稀粥。

## 偏方二　綠豆冬瓜水。

【食材】綠豆一百克，冬瓜適量。

【做法】將綠豆洗乾淨後加入五百毫升的水，冬瓜切成小塊，和綠豆、適量粳米煮成稀粥，加入適量白糖即可。

## 三、嬰兒夜啼症——老中醫問診記

深夜裡，一陣焦急地敲門聲，從門口傳來。

一對年輕夫婦抱著孩子，神情憂慮地請求老中醫幫忙看診……

外公詢問孩子的身體狀況，看看到底是什麼病。年輕夫婦說，孩子身體看上去沒什麼大問題，量過體溫，也沒發燒，平日裡也沒聽見孩子哭或是咳嗽。反正就是白天一切正常，一到晚上好像受到什麼驚嚇一樣，老是斷斷續續地哭。外公問孩子哭的情況，媽媽說，孩子就是哭上十幾分鐘，然後停一下，待會兒又持續哭十幾分鐘。

爸媽看著孩子哭，覺得特別心疼，就是因為不知道為什麼哭，餵奶也不吃，每次一哭就哭到臉頰漲紅，有時甚至喘氣難平才停下來，如此反覆。

外公一聽，心裡大概有個底，接著替孩子把脈看診，發現身體確實沒有什麼毛病，但是看過舌頭後，估計心肺有點受熱，大概是燥熱導致心肺不調、氣息不順，因此就會哭，哭得厲害的時候甚至會喘氣難平，正是因為肺氣不順。

因此，外公讓年輕夫婦回家買點新鮮蓮子，取出蓮子心，混合甘草泡茶，餵給孩子喝。外公說，剛開始的時候，可以多喝蓮心甘草水，甚至取代開水。等孩子夜啼的狀況好轉之後，一天降為二百毫升左右即可。

年輕夫婦按照外公的吩咐，剛開始的四五天，天天給孩子喝蓮心甘草水，眼見孩子夜啼狀況有了好轉。

一週左右，孩子到了晚上除了肚子餓，基本上不再夜啼了，夫婦很高興，還特意親自前來感謝外公。

## 老中醫病理剖析

夜啼症，是指嬰兒白天一切正常，在生理需求得到充分滿足、身體狀況並無異常的情況下，卻每到夜間就陣陣啼哭或持續啼哭的一種病症。

中醫認為，孩子之所以總是夜啼，愛當「夜哭郎」，是因為孩子心肺受熱，肺氣不宣，造成燥熱內盛、心肺不調而啼；或者是脾胃雙虛，寒氣侵襲，寒痛而啼；又或者白日受驚，驚恐不散，侵襲臟腑，因驚而啼。

外公認為，夜啼，對患兒的作息及飲食都會造成很大的影響，家長應該從飲食入手，扶正食療，清心寧神，養氣調息，清熱解毒或者驅寒除濕都是針對性的有效調理。生薑驅寒除濕，蓮子安心寧神，以上涼湯，性氣溫和，適合不同症狀的小兒多加食用。

另外，百合性微寒，能潤肺止咳、清心安神，含有豐富的澱粉、蛋白質、脂肪和鈣、鐵等成分，與糯米一同煮成稀粥，讓小孩在睡覺前食用，也可以潤肺、清心安神，控制孩子夜間啼哭的效果。

另外，外公說根據中醫醫理，龍眼肉，也就是桂圓，「主五臟邪氣，安志厭食，久服強魂聰明」，自古以來便是中醫補品中的上品，因此，如果孩子患上夜啼症，家長可以將龍眼肉與大棗、粳米煮成稀粥，可起安神定驚的作用，減輕小兒夜啼症。

## 偏方一　薑汁粳米粥。

【食　材】乾薑二十克，高良薑二十克，粳米一百克。

【做　法】先煎乾薑、高良薑，取汁，去渣，再入粳米同煮為粥。

【適　用】脾臟虛寒型的夜啼症患者。

## 偏方二　蓮心甘草茶。

【食　材】蓮子心兩克，生甘草三克。

【做　法】開水沖泡，一日數次。

【適　用】心火熾盛型的夜啼症患者。

## 偏方三　竹葉水百合甜湯。

【食　材】鮮竹葉一百克，鮮百合五十克，帶心蓮子三十克，糯米一百克，冰糖適量。

【做　法】將竹葉洗淨，煎水去渣，取竹葉水置於鍋中，放入鮮百合、蓮子、糯米等材料，用大火煮沸後，轉小火煨一個小時，待糯米、百合等食材爛熟，即可加入冰糖，調味食用。

## 四、小兒麻疹——

# 老中醫問診記

「我這乖孫子全身起了紅疹子，排便也不正常啊！」老奶奶心疼說著。

老中醫：「出了麻疹了！」

一日下午，一個老奶奶抱著孫子前來掛急診。

外公一看，孩子出了麻疹，一般情況下，家長遇到小兒麻疹都特別緊張。老奶奶說，媳婦和兒子已經帶孩子去過醫院，可是西藥吃下去，孩子不但身體虛弱，不肯吃飯，很多時候連水帶藥都吐出來，老奶奶看著心疼，便抱著孫子求助外公。

外公詢問老奶奶關於孩子的排便情況，老奶奶說，孩子的排便不大正常，有濕熱的感覺，總是混著不少未經消化的食物殘渣，帶有腥臭味，尿液的顏色也稍黃。

外公詳細檢查之後，發現孩子確實是濕熱內積，加上脾胃不健，熱燥難以外宣，所導致的濕疹。加上孩子脾胃不好，所以吃西藥反而加重了腸道和胃部的負擔，讓孩子難受，於是更不肯張嘴吃東西了。

外公給老奶奶一個方子，就是紅蘿蔔馬蹄湯，外公說，馬蹄可以幫助孩子清除體內的濕熱，而紅蘿蔔可以養胃，促進腸道蠕動，增強孩子的消化能力。

老奶奶按照外公的方子，每天給孩子做紅蘿蔔馬蹄湯，吃了大概四天，孩子的濕疹明顯有了好轉，疹包小了不少，加上胃口好了，願意吃東西，也不像之前老是拉稀便。

## 老中醫病理剖析

小兒麻疹是一種由麻疹病毒引起，具有高度傳染的急性出疹性疾病。兒童患上小兒麻疹，就會出現發熱、結膜炎、流淚畏光、麻疹黏膜斑和全身斑丘疹，疹退後會有脫屑及棕色色素沉澱等症狀。

中醫認為，引起麻疹的病因主要是口鼻吸入病毒，侵犯肺脾。因為肺主皮毛，開竅於鼻，主呼吸。如果毒邪侵犯肺臟，早期會出現疑似感冒徵兆。因為脾主肌肉和四肢，當病毒侵入脾胃，全身甚至四肢末端都會出現皮疹，中醫定義為出疹期。

待疹透至皮膚之後，病毒隨疹包外泄，熱去津傷，為疹回期。但是如果患兒在出疹期，體質虛弱無法將病毒排出，就會導致出疹不順，造成邪毒內積，引發併發症。

例如,如果麻毒內歸至肺部,閉阻肺絡,會引發小兒肺炎;如果麻毒內熾,上攻咽喉,可能引發咽喉炎;如果逆傳心肝,則容易神志昏迷,驚厥譫妄[編按];如果麻毒循經上炎,則會引發小兒口瘡;移於大腸會腹瀉不止;如果灼傷血絡,導致血脈破裂出血,將引起鼻竅出血,出現流鼻血等併發症。

外公說,要治理小兒麻疹,應該以清熱解毒、宣肺止咳作為主要療法。馬蹄冰糖粥的偏方主要是幫助患兒將麻毒外排外泄,從皮膚散發出來,從而使臟腑免受侵襲。而紅蘿蔔馬蹄湯,則是清熱解毒,健脾開胃的方子,幫助孩子增強脾胃的消化能力,促進津液迴圈,加快邪毒外排。

---

【編按】驚厥又稱急驚風,俗稱抽風,可能會導致局部或全身性身體僵直抽動;譫妄屬一種急性意識狀態障礙,會出現失語、精神恍惚、意識混亂,甚至幻覺現象。

## 偏方一　馬蹄冰糖粥。

【食　材】馬蹄（荸薺）一百克，冰糖三十克，白米兩百克。

【做　法】將馬蹄剁成馬蹄蓉，白米煮成稀粥後拌入馬蹄蓉和冰糖，待稀粥熟爛即可食用。

## 偏方二　紅蘿蔔馬蹄湯。

【食　材】紅蘿蔔五十克，馬蹄（荸薺）三十克，甘蔗三十克。

【做　法】將紅蘿蔔和馬蹄切塊，甘蔗切成段，共同放入鍋中煮一個小時，調味即可飲用。

# 五、小兒疳積問題——

## 老中醫問診

黃小姐是個新手媽媽，抱著一歲半的女兒欣欣走進診間。「不知道女兒到底得了什麼病？老是胃口不佳，經常喝水，卻還是口乾舌燥，而且日漸消瘦。」

黃小姐懷疑孩子是不是患了蛔蟲，就給她吃了不少打蟲藥，吃下去之後，孩子反而更加不喜歡吃東西，老是摸著肚子說不舒服不想吃。

外公檢查欣欣的舌頭，發現就是患了疳積，導致食慾不振，加上欣欣腸胃不和，胃氣老是上逆，導致食物消化不佳。

因此，外公介紹了鴨梨山楂粥這個偏方，做法很簡單，將鴨梨和山楂切丁製成果醬，拌到稀粥中，煮半個小時，放入冰糖，即可當小兒的主食，外公還說，此偏方除了在孩子患上疳積的時候食用之外，平日裡，給小孩做鴨梨山楂粥當早餐，還能健脾開胃，提升消化能力，是對小孩子腸胃特別有益的一味偏方。

黃小姐按照外公的叮囑，讓欣欣多吃鴨梨山楂粥，大約一週，她就明顯食慾大增，於是黃小姐還適當給孩子多吃營養豐富的食物，果然一個月的時間裡，體重明顯增加了，臉頰露出紅嫩的血色，讓黃小姐和丈夫很高興。

## 老中醫病理剖析

疳積是一種由餵養不良、病後失調、慢性腹瀉、腸道寄生蟲等多種慢性疾患引起的一種病症，患兒多數會出現消瘦、羸弱、納呆（胃的受納功能呆滯）、口渴、煩躁等症狀。中醫認為，造成小兒疳積的病因很多，主要是孩子臟腑嬌嫩，脾胃受損，氣液耗傷，邪毒內蘊，日久而成此病。主要出現在五週歲以下的幼弱小兒身上。

外公說，小兒疳積雖然發展緩慢，但是對小兒的影響很大，長此以往，容易造成小兒營養不良，形體消瘦，毛髮稀疏，甚至會造成小兒貧血和各種營養缺失，嚴重妨礙小孩子的健康發育。

因此，外公建議家長要在患兒的飲食上多加調理，一定不要讓孩子吃到生冷、性寒或大補肥膩的食物。例如，羊肉、肥豬肉、大棗、栗子、柿子、西瓜等，就屬於患兒需要忌口的一類食品。

很多家長會認為孩子形體消瘦，一定要多吃肉類，用羊肉、豬肉來滋補。但這種做法是不正確的，因為孩子由於脾胃不健而造成疳積，如果進一步食用過於厚重的食材，就會增加孩子的脾胃負擔，造成消化不良，更加不利於病情的好轉。

因此，家長應該給患有疳積的兒童多食用容易消化、正氣溫補的食材，例如山藥、瘦肉、桂圓、山楂等，既能健脾開胃，促進消化，又能溫補中氣。

**偏方名**　**鴨梨山楂粥。**

【食　材】鴨梨和山楂各二十五克，白米一百克。

【做　法】鴨梨和山楂切丁去核，加入清水適量，煮成果醬，待白米煮成稀粥後，放入鴨梨和山楂製成的果醬，拌入冰糖，熟爛即可食用。

# 六、小兒腹瀉——

## 老中醫問診記

「男孩子比較調皮，偶爾鬧鬧肚子，應該是正常的吧？」

老中醫：「每年死於腹瀉的兒童高達五百萬至一千八百萬。不可不慎！」

小輝今年兩歲，最近老是一吃東西就鬧肚子痛、拉肚子，媽媽見狀不對，便趕緊帶著小輝來找外公看診。

外公認真地詢問媽媽關於拉肚子的情況。媽媽說，他之前排便正常，早晚各一次。不知道為什麼近來一吃東西就拉肚子，水分多、異味重，而且拉稀之前會鬧肚子痛，老是吃了東西不到半個小時，就抱著肚腹哭喊肚子痛，要上廁所。

外公替小輝做了檢查，發現小輝舌苔很厚，而且顏色偏黃，是中醫範疇的「濕熱腹瀉」。外公進一步詢問飲食情況。媽媽便說，前一段時間剛好家裡做了幾天的羊肉羹、羊肉湯，而且小輝素來愛吃重口味的東西。外公便說，小輝年紀還小，脾胃不和，不適宜大補的食物，加上油炸、香辣的食品，會造成腸道刺激，孩童腸道的抗菌力還不如成人，難以自行調節體內環境，便教小輝的媽媽做一道葛根湯。

媽媽按照外公的偏方，給小輝喝了兩天的葛根湯，稀便已經有明顯的收斂，加上後續一天一碗葛根湯、飲食調理，小輝的腹瀉很快就痊癒了，而且胃口大開。

## 老中醫病理剖析

小兒腹瀉是由多病原、多因素引起的一種臨床綜合症。根據病因可分為感染性和非感染性兩類。發病年齡多在一到兩歲。

根據中國統計，小兒腹瀉是僅次於呼吸道感染的第二位常見病、多發病。調查顯示，全世界每年死於腹瀉的兒童高達五百萬至一千八百萬。

中醫學認為小兒腹瀉的發病原因，是感受外邪、飲食內傷、脾胃虛弱造成。如果風寒入侵孩子腹部，就會影響孩子體內的受納運化編按，若在夏秋時節，有暑濕入侵，導致脾胃腸損傷，則會造成孩子下痢，水瀉不止。

如果燥熱重於濕毒，還可能導致嚴重拉肚子，甚至脫水情況。如果因為孩子飲食不節制、

---

【編按】受納運化一語出自醫書《景岳全書》：「胃司受納，脾司運化，一納一運，化生精氣。」

身體調護失宜、哺乳不當、過度食用生冷瓜果或難以消化的食物，都會損傷脾胃，脾傷導致運化失常，胃傷不能消化稻穀，宿食積聚體內，使腸胃阻滯，最後導致拉肚子。

還有一種情況是，孩子稟賦不足，脾胃虛弱，加上後天調護失宜，沒有針對性地健脾養胃，久病拖延不癒，導致脾胃進一步虛弱，食物難以消化吸收，積聚在臟腑之內，脾氣不足導致的泄瀉。

**偏方名** 葛根湯。

【食材】葛根十五克，黃芩七克，黃連七克，馬齒莧十五克，白頭翁十五克，蛛莧十五克，孏汁草十五克。

【做法】將上述藥材用湯包裝好，用水煎煮一個小時，即可加入少量食鹽，趁熱服用。

## 七、小兒尿遺——

# 老中醫問診記

「孫子今天又尿床啦!」張伯伯憂心說著。

老中醫:「這是腎氣虧虛,導致膀胱不固所引起的問題!」

張伯伯的孫兒今年四歲了,但是張伯伯說孫兒的排尿還是不正常,想請教是不是病了。外公替他把脈,發現氣息不調、腎精不固,於是進一步詢問孩子的排尿情況。

張伯伯說,孫子兩歲之前總有夜尿現象,因此晚上都穿紙尿褲,之後有了好轉,將近有一年不再尿床,可一覺睡到天亮。但是不知道為什麼,最近孫子又開始尿床了,而且尿量不少,早上醒來,床單和被鋪都是濕的。原先以為孩子晚上水喝多了,於是刻意地限制晚上少吃流質的東西。但是試驗了一兩個月,發現晚上就算沒喝水,還是會尿床。儘管父母工作忙,還是帶去臨近的社區醫院掛診,但是醫生檢查說沒什麼大礙,又給打發回來了。張伯伯看著不對勁,便找外公看看。

外公說，孫子是腎氣虧虛，導致膀胱不固，難以鎖住尿液，因此得了尿遺症。加上尿遺症本身有原發性和繼發性兩種，而張伯伯的孫子就是屬於繼發性的那種，病症停了一陣子，一段時間又再復發。關鍵在於補腎養氣、固本培元。因此，介紹了黑豆燉羊腰這味偏方。外公說，黑豆正氣收斂，而羊腰又能夠幫助孩子補足腎氣，因此，孩子多吃黑豆燉羊腰，尿遺的情況就會有所改善。

張伯伯按照外公的方法，一週給孩子吃三四次黑豆燉羊腰，結果一個月之後，孫子再也不尿床了，一覺睡到早上，醒來之後，床鋪還是乾乾爽爽，別提張伯伯有多高興了。

## 老中醫病理剖析

中醫認為，小兒尿遺的病因很多，但主要是因為內稟賦不足，腎氣陰陽雙虛，或者脾肺氣虛、肝經鬱熱所致。比如，早產兒、雙胞胎或出生體重過低的孩子，是最常見的腎氣不足類型，臟腑及脊骨發育還沒健全，就會影響腎氣穩固程度，膀胱失固就會尿遺。而脾肺氣虛的患兒，多數是由於後天營養不良，或者營養攝入不均衡，由於中氣下陷致膀胱失固，就會出現尿遺。如果是肝經鬱熱的患者，主要是濕熱下注至膀胱，導致膀胱功能失衡。

外公提醒，從食療調理的角度，對小兒的飲食進行辨證性的挑選，才能夠緩解和治療小兒尿遺的現狀。如果小兒尿遺是由腎氣不足引發的，家長就應該適當給孩子選擇溫補固澀的食物，例如韭菜、糯米、山藥、核桃、桂圓、蓮子、烏梅、黑芝麻、魚鰾等，都有溫補固澀的功效，可在日常飲食中多添加此類食材。如果小兒尿遺是由肝膽火旺所引致的，則要側重選擇比較清淡、溫補的食材，如豆腐、綠豆、粳米、銀耳等，多做清涼甜湯作為小兒的輔食，一週兩到三次的餵服，能夠有效緩解肝熱膽燥所引起的尿遺現狀。

同時，在日常生活中，家長還要多注意避免給患兒食用玉米、薏仁、赤小豆和鯉魚等利尿利水的食材，平日裡不要給小兒吃得太鹹或者太甜，最好以清淡為主，因為太鹹或者太甜的食物都會使孩子多尿。此外，還要避免給患兒食用生冷食物，因為生冷的食材會削弱孩子的脾胃功能、損傷腎氣。

**偏方名** 黑豆燉羊腰。

【食　材】羊腰一個，黑豆二十克。

【做　法】羊腰切片，加入黑豆和清水，煮一個小時，即可調味食用。

# 八、小兒咳嗽——

## 老中醫問診記

「咳嗽一直好不了，到底是什麼原因？」

老中醫：「孩子在感冒和傷風的時候，臟腑受損，久而成咳。」

彤彤兩歲，之前雨季患了感冒之後，就一直咳嗽，斷斷續續了將近一個月都沒好，加上痰液不斷，父母很憂心，帶著彤彤來找外公。

彤彤的媽媽說，彤彤是在八月雨季裡患了傷風感冒引起的咳嗽，不到兩週，感冒和傷風都好了，卻還是止不住的咳。帶到醫院，醫生開了不少西藥，吃了不但沒有好轉，痰液好像更多了，虛弱的身體動不動就發熱。

外公替她做了檢查，發現因為長期咳嗽，咽喉處已經有點發紅、發癢，若不及時治療，可能會傷及肺腑和氣管，引發肺炎。

彤彤屬於內傷咳嗽，意思是感冒和傷風的時候，外感寒邪，導致肺氣受礙，腎氣有損，加上吃了一段時間的西藥，導致脾胃虧損，臟腑受損，久而成咳。外公介紹了山藥粥這個方子，因為山藥能夠健脾開胃，幫助彤彤的營養吸收和消化排毒，同時多吃山藥粥還能滋養臟腑，特別適合這種內傷咳嗽的患兒。

彤彤的媽媽按照外公開的方子，每天替彤彤煮山藥粥。剛開始的時候，因為咳嗽而胃口不佳，媽媽就拿山藥粥代主食給她食用，吃了大概三天，咳嗽有所好轉，食慾也增加了不少，於是媽媽按外公的吩咐，再給她吃點紅棗、桂圓等容易消化又滋陰補腎的食物，同時將山藥粥作為早餐和下午茶。大概一週的時間，竟然神奇地不再咳嗽了。

## 老中醫病理剖析

中醫認為，小兒咳嗽屬於中醫的百日咳（疫咳）範圍，有風寒咳嗽、風熱咳嗽和內傷咳嗽三大類型。

如果舌苔是白的，咳嗽的痰液也較稀、白黏，並兼有鼻塞、鼻涕，說明孩子體內寒氣凝重，則是風寒咳嗽，要多吃一些溫熱、化痰止咳的食品。

如果孩子的舌苔又黃又紅，咳嗽的痰液屬黃、濃稠，不易咳出，並有咽喉疼痛，就說明體內燥熱內蘊，應該吃一些清肺、化痰止咳的食物。而內傷咳嗽，則相對複雜，是指孩子出現長期、反覆、連續發作的慢性咳嗽。

例如，孩子因感冒發燒而咳嗽，但感冒發燒的症狀全部消失之後，咳嗽卻一直好不了，胃口較差，沒有食慾，舌苔幾乎是白苔，這種就屬於內傷咳嗽了，主要是因為感冒發熱的過程損傷了臟腑，內失滋養，津液不暢，五腑受感。因此，一定要給孩子多吃生津滋陰、養肝護肺、健脾開胃的滋陰食品。

## 偏方一 烤橘子。（風寒咳嗽患者）

【食材】橘子一個。

【做法】將橘子放在炭火上，直至橘皮發黑，感受到橘子內部有熱氣發散，便可停止火，放涼後，剝去橘子皮，即可食用。

## 偏方二 雪梨冰糖燉川貝。（風熱咳嗽的患者）

【食材】雪梨一個，川貝六克，冰糖適量。

【做法】雪梨去核切塊，川貝磨成細末，將川貝粉末和雪梨置於湯盅，加入冰糖，燉一個小時，即可食用。

## 偏方三 山藥粥。（內傷咳嗽患者）

【食材】山藥五十克，白米一百二十克。

【做法】白米煑成稀粥，山藥切成粒狀，放入白米稀粥中，煑一個小時，即可調味食用。

## 九、小兒口瘡——

### 老中醫問診記

「老師打電話說孩子老是哭，不停地摳弄自己的嘴巴，一直喊疼，不願上課，也不願活動，整天下來不肯吃東西！」陳先生憂心忡忡說著。

老中醫：「孩子心肺受火，導致口腔潰瘍。」

外公往孩子張大的嘴巴一瞧，原來裡頭長了口瘡。外公安慰陳先生，小兒口瘡很常見，不是什麼特別嚴重的病，不用過份著急。由於孩子舌頭和口腔內壁都有潰瘍，加上不願吃東西，口乾舌燥，是屬於心火上升型的口瘡患者。意思是孩子心肺受火，不得外宣，結果表之於外，發在口腔裡頭。當下首要得先清心瀉火，一方面要清心寧神，祛除燥熱，另一方面要注意調息養氣，清除內毒。於是外公開了荷葉冬瓜湯，要他們多餵孩子服用，不到幾天就能痊癒。

陳先生看完診就趕緊和太太買了冬瓜和新鮮荷葉，立馬回家煎服給孩子。喝了兩天，胃口好了些，不像之前那樣不肯吃東西了。外公還叮囑孩子得清淡飲食，於是，陳太太多做了豆腐羹配荷葉冬瓜湯，孩子吃了一個星期左右，口瘡全部沒了，飲食回歸正常，全家人都很高興。

## 老中醫病理剖析

造成小兒長口瘡的原因很多，也很複雜，但整體而言是脾胃積熱、心火上升和虛火上浮三大方面。脾胃積熱型口瘡患者會唾液下流，稍有異味，而且嘴唇外翻，充血鮮紅，小兒口腔有灼熱刺痛感的情況，適合選用清熱解毒、通便瀉火的食材；心火上升型的口瘡患者會出現舌上糜爛或潰瘍、色紅疼痛、飲食困難、煩躁常哭、口乾欲飲、小便短赤，適合選用清心瀉火的食材；而虛火上浮型的口瘡患者會口腔潰爛、斑點較少、表面色黃白、周圍顏色淡紅、神疲顴紅、虛煩口乾，有反覆發作的情況，則要選用滋陰降火的食材；針對小兒體內熱寒虛實的情況不同，家長要有針對性地給小兒用藥。其中，上述食材，性溫和，清熱平燥，對於心火、虛火和脾胃積熱都有平和慢調的功用，建議家長可多煮用。

外公說，小兒口瘡的病情有輕有重，輕者，可能僅僅影響小兒食物的攝取，但是嚴重者會使患兒出現全身不適的症狀，所以家長對於小兒的口瘡病應於早期發現及時治療護理，並針對不同的病因，在平時做好預防。

## 偏方一　荷葉冬瓜湯。

【食　材】新鮮荷葉一片，冬瓜兩百克。

【做　法】荷葉洗淨放入鍋中，加入適量清水，煎煮半個小時後，加入切成小塊的冬瓜，再煮半個小時，即可調味食用。

【適　用】心火上升型的口瘡患者。

## 偏方二　銀耳冰糖水。

【食　材】銀耳三十克，冰糖適量。

【做　法】將銀耳加入水中，煮至爛熟爲止，即可加入冰糖，再煮十五分鐘，即可食用。

【適　用】虛火上升型口瘡患者。

# 十、小兒腸病毒——

## 老中醫問診記

「腸病毒開始大流行，該怎麼預防？」

老中醫：「腸病毒其實並不可怕，只要養成孩子的衛生習慣，就可有效預防。」

玉嬈今年三歲，在市區內的第一幼稚園上課，正值小兒腸病毒（手足口病）高發期，已經出現了腸病毒要停課的案例，玉嬈的媽媽趕緊帶著玉嬈來找外公，請外公檢查看看有無感染，及時治療。

外公看了診，說她並無感染腸病毒的跡象，但是卻屬於「高危險群」之一。母親一聽很是著急。外公笑著要她別急。

所謂的腸病毒高危險群，其實只是說得嚴重而已。腸病毒其實並不如家長們理解的那麼可怕。當然，倘若孩子真的染上了，及時治療和密集護理是必須的。其實，腸病毒是一個可防可治的疾病，一方面要從個人衛生做起，將勤洗手、勤清潔的習慣落實之後，所謂的「高危險群」就要看孩子的身體狀況了。外公說，從中醫的角度上看，腸病毒主要多發在脾胃虛弱、心肺不調的孩子身上。而玉嬈正是有脾胃雙虛、肺氣不宣的跡象，因此需要及時做好腸病毒的防治工作。

外公教了媽媽一道偏方，極為簡單，就是荷葉粥，取鮮荷葉兩張，切碎，和白米煮成稀粥，讓她常服多食，即可清除體內燥熱，健脾開胃，幫助心肺疏泄，有助於預防腸病毒。

玉嬈的媽媽在接下來的一個月時間內，每隔一天就煮一次荷葉粥，果然，她身體好了，在腸病毒高發期內沒有染病，連感冒咳嗽也沒有了。

## 老中醫病理剖析

腸病毒（手足口病）屬於中醫學上「溫病」的範疇，病位主要在肺、脾、心三處，主要是因為小兒脾胃和心肺比較嬌嫩，免疫力相對低下，相對成人而言，更加容易感受疫毒時邪，因而得病。

從現代醫學上講，俗稱的「腸病毒」，又稱為「發疹性水皰性口腔炎」，患者多數是五歲以下的兒童，主要症狀是手、足、口腔等多個部位長出紅腫的皰疹，少數沒有及時得到適當治療而病情嚴重患兒還會出現心肌炎、肺水腫、無菌性腦膜腦炎等併發症。

外公說，腸病毒的主要預防得從個人衛生做起，因為小孩整體抗菌力較弱，所以病毒容易從小兒的口鼻侵入體內，從而引起小兒身體不適，導致出現發熱、頭痛、咳嗽、流涕等症狀。如果邪毒入侵小孩的口舌，孩子的口腔裡就會長皰疹，使孩子感到口腔裡頭疼痛，容易流口水，由於孩子不會表達，因此患兒多會出現不想吃東西的情緒，減少進食，又進一步降低了身體的抵抗力；如果邪毒入侵到四肢，孩子肢體上就會長皰疹；如果邪毒進一步影響到心肺等臟腑，就有可能會使孩子心肺功能受損，進而出現氣促、咳嗽、血瘀、神昏、抽搐等危重的症狀。如果患兒得不到及時適當的治療，病情就會進一步惡化，還可能併發心肌炎、肺水腫、腦炎、腦膜炎等病症，有引起死亡的可能。

因此，外公提醒家長，無論是手足口病高峰期還是平日，都要注意孩子的口腔及鼻腔衛生，同時要培養孩子勤洗手、愛乾淨的好習慣。因為手足口病是由腸道病毒引起的傳染病，大部分患兒是通過接觸被病毒污染的手、毛巾、手絹、牙杯、玩具、食具、奶具以及床上用品、內衣等感染的，所以，注重培養孩子的衛生習慣，勤加清潔雙手，經常漱口，或者用乾淨的毛巾清潔鼻腔，是預防腸病毒的第一步。

**偏方名　荷葉粥。**

【食　材】鮮荷葉二張，白米五十克。

【做　法】將荷葉切碎，白米煮成稀粥後，放入碎荷葉，再煮半個小時，即可加入少量食鹽，調味食用。

# 十一、小兒營養不均衡——

## 老中醫問診記

「小胖怎麼變瘦了？是不是沒吃飽啊？」

老中醫：「孩子消瘦的原因，很大原因在於營養吸收不足！」

社區裡有個小胖墩兒，鄰居們都喊他小肥。上幼稚園的時候白白胖胖的，可是一到小學便開始消瘦。剛開始，媽媽以為小肥是因為還沒有適應小學生活，因此沒有多加理會，只有多燉些滋補的湯膳，晚上燉湯，早餐做糯米糕之類的，但是久之小肥卻不願吃東西，老是說肚子不舒服。媽媽以為他是肚子餓而不會表達，於是晚餐吃不多的日子裡，又繼續煮米粉或是煎餅當作他的宵夜點心。

可是日子久了，他的食慾更不佳，連連消瘦。媽媽擔心小肥是不是有寄生蟲病，便趕緊找外公。外公做了檢查，發現他的體內並無蛔蟲或者疳積。但媽媽就困惑了，搞不懂日漸消瘦的原因。外公便詢問小肥的進食情況。媽媽說，由於下午四點多放學，家裡還沒吃飯，所以他一回家便吃零食填一下肚子；加上認為學校營養午餐不及家裡豐富，因此平時經常燉湯和補品給孩子。外公笑了笑說，小肥可能就是典型的營養不良或是營養攝入不均衡。

由於飲食不定時，加上零食過量，偏食挑吃，導致脾胃不和，若是過分食用大補大燥的滋補食材，會增加脾胃的負擔，久之則消化不良，導致營養吸收不足，小肥才會因此出現腹脹不適的狀態。媽媽先前對此病理不甚瞭解，見孩子腹脹厭食便以為食慾不振，才繼續做溫補的湯膳，因而使孩子的脾胃進入惡性循環。

媽媽聽後恍然大悟，外公要媽媽多做薏米冬瓜湯、芡實瘦肉粥或山藥金砂，還特別推薦小肥下課回家的空檔時間內，若是肚子餓就吃點芡實瘦肉粥，不僅能促進消化，還能增強食慾，幫助小肥在正常的晚餐時間規律進食。

另外，外公還提醒媽媽，小肥年紀小，臟腑嬌嫩，過多食用宵夜點心或是油炸肥膩的食物也會影響消化，今後要多加注意節制。

媽媽按照外公的偏方，多做冬瓜湯和山藥粥，果然不到一個星期，小肥的食慾回來了，臉色開始轉好，大概一個月之後長了肉，體重增加了一點五公斤，家人都很開心。

## 老中醫病理剖析

人體所吸收的營養，主要來自脾胃的消化與吸收，胃主受納，脾主運化。但是，小孩的消化系統尚未發育完全，功能發揮有限，若是飲食不節制，一日三餐不按時進食，或者零食吃太多，都會影響孩子的脾胃功能，引發脾胃虛弱。另外，偏食造成營養不均衡，也會使孩子消瘦。

因此，孩子消瘦的元凶是脾胃不和、臟腑虛弱、消化不良、吸收不佳。但是很多家長看到孩子消瘦，一心急就會給孩子很多大補的食材，希望幫助孩子增重長肉，這是弄巧成拙的做法。因為孩子本身的腸胃消化力不及成人，很多時候吃撐了或是濫補類的東西吃多了，反使脾胃消化不了。家長繼續給小孩胡亂服用補品，反而增加孩子的腸胃負擔，使脾胃進一步虧損，消瘦問題不但得不到根本性的解決，還可能引發腸胃不適。因此，對於脾胃虛弱以致消瘦的孩子，餵服營養又容易消化的湯膳是最好的方式，比如偏方中的山藥、芡實、薏米都可以起到補脾健胃作用，再配合健康均衡的飲食，就可以達到根治小孩體型消瘦的問題。

## 偏方一　山藥金砂。

【食材】山藥五百克，鹹蛋黃三只，甜椒一顆，調味料適量。

【做法】山藥切成條狀，鹹蛋黃煮熟後用調羹攪拌成泥，熱鍋下油，放入開胃的甜椒適量爆炒，然後放入山藥條，至山藥七成熟後，放入鹹蛋黃泥，一起熱炒，熟透即可調味食用。

## 偏方二　芡實瘦肉粥。

【食材】芡實和山藥各五十克，瘦肉兩百克，蔥白一根，白米適量。

【做法】山藥切成小條狀，瘦肉切粒，蔥白切段，將白米煮成稀粥後，加入山藥條、芡實和瘦肉末，煮一個小時即可調味食用。

## 偏方三　薏米冬瓜湯。

【食材】薏米二十克，冬瓜一百五十克，南北杏十克。

【做法】將南北杏至於湯包中，冬瓜洗淨切塊，薏米用水泡軟，將冬瓜塊和生薑片、薏米放於鍋中，加水適量，煮滾後放入裝有南北杏的湯包，煮一個小時，待冬瓜熟爛，即可調味食用。

## 十二、支氣管炎併發症——老中醫問診記

「流感過後，一直久咳不癒，還有胸悶氣短現象，吞了一堆藥丸也不見好轉！」媽媽神情苦惱。

老中醫：「孩子身體虛弱，加上久病成疾，得了內傷型的支氣管炎。」

小曼今年四歲，春夏換季的時候患上了感冒，一直咳嗽，直到五月了，還斷斷續續的咳，媽媽帶小曼去了不少醫院，每次都拿回一堆藥丸和止咳藥水，可是小曼就是不見好。

有一次和小曼逛商場的時候，偶遇了小肥的媽媽，小肥的媽媽見小曼咳得辛苦，便詢問情況。小曼媽媽說，小曼就是流感過後，一直久咳不癒，吃了不少西藥也沒有根治，尤其晚上咳得更加嚴重。小肥媽媽靈機一動，便想起外公來，就帶著她們到外公這邊求診。

外公檢查小曼的舌頭，把過脈後，再詢問媽媽她的咳嗽情況。小曼媽媽說，春夏換季的時候患上了傷風感冒，才開始咳嗽的，但奇怪的是，感冒早就好了，流鼻涕、發熱等症狀也在醫院吃藥打針之後很快消失了，就是咳嗽不止。不僅久咳不癒，更嚴重的是不斷加劇，甚

至在晚上出現氣短現象，很多時候咳得喘不過氣來，把臉蛋都憋得漲紅了，讓爸媽看著很是心疼。

外公說，小曼身體虛弱，氣陰虧虛情況嚴重，加上久病成疾，因為久咳而得了內傷型的支氣管炎，主要是因為長期咳嗽引起氣道發炎。媽媽一聽很著急，外公趕緊安撫，這種小兒支氣管炎在很多年紀小、抵抗力弱、康復能力差，尤其是心肺功能不強的小孩身上都會出現。

外公趕緊介紹了蔥鬚雪梨湯，因為蔥鬚能夠溫和祛除體內寒氣，雪梨能夠滋潤心肺，暢通氣道，避免支氣管因為咳嗽進一步受損，從而加重病情。

小曼的媽媽根據外公的偏方，連續五天給小曼餵服蔥鬚雪梨湯，咳嗽止了，呼吸也順暢了，爸媽很高興，隔幾天就到外公的門診部表達感謝。

## 老中醫病理剖析

支氣管炎的致病原因主要是感受外邪，病位在肺脾上，典型症狀是咳嗽，屬於小兒疾病中常見、多發的肺系病症，表現為有聲無痰的乾咳、有痰無聲的嗽喘，和有痰有聲的咳嗽幾種，一年四季都可能發病，但以冬春季為多。

外公說，小兒，尤其是嬰幼兒的支氣管炎，多數是因為小兒咳嗽引起的，而小兒咳嗽又分三種：

第一種是外感邪毒風寒的寒咳，意思是風邪入體，犯肺衛，肺主氣，司呼吸，肺為邪侵，氣機不宜，肺氣上逆，從而引發咳嗽，表現為鼻塞、流清涕、乾咳少痰、咽乾唇焦等症狀。

第二種是濕熱內蘊、痰阻內生所引發的熱咳，原因是小孩吃下的食物，因為脾胃不和而消化不全，釀為痰濁，上貯於肺，壅阻氣道，使小孩肺氣不暢，又或者因為小孩肝氣亢盛，心經蘊熱，日久化火，阻礙肺氣肅降，從而引起咳嗽。

第三種是內傷咳嗽，意思是孩子稟賦不足，體質虛弱，氣陰兩虛，因為感染風寒而患上感冒，耗傷心肺，上侵氣道，進而發展成內傷咳嗽，進而損害氣道，引發支氣管炎的一種病症。

外公建議，寒咳引發支氣管炎的患兒應該多吃核桃生薑酥，潤肺滋補，對抗外邪。由於脾胃薄弱，肝火亢盛，心經蘊熱導致熱咳的支氣管炎患兒，可以多吃蔥鬚雪梨湯，以潤肺平火。而氣陰兩虛的支氣管炎患兒，由於稟賦不足，身體虛弱而要多吃花生仁，溫補不燥，彌補患兒肺陰耗傷或是肺脾氣虛等不足。

偏方一　蔥鬚雪梨湯。
【食　材】蔥的根鬚五枝，水梨一個，白糖十克。
【做　法】洗淨食材後，將蔥鬚和水梨一起加水煎，即將完成時加入白糖。

偏方二　新鮮花生仁。
【食　材】取花生米三十克。
【做　法】開水略泡，剝去外衣，分兩次左右給小兒分次服用，連服數天，可潤肺止咳。

偏方三　核桃生薑酥。
【食　材】取核桃二個，生薑三片。
【做　法】核桃去殼取仁，在小兒每晚臨睡前，取出核桃仁和生薑共嚼食用。

# 十三、小兒肺炎——

## 老中醫問診記

「小孩染上肺炎，身體老是發熱，聽人說喝冬瓜水可以解熱？」

老中醫連連搖頭：「體虛型的孩子，冬瓜性寒，多吃容易加重病情！」

麗麗是個早產兒，不足八個月的時候便出生了，由於是剖腹生產，媽媽一直擔心麗麗身體沒有自然產那麼好，尤其最近她患上了肺炎，更令人擔心。媽媽抱著她跑了不少醫院，也試過一些民間偏方，比如冬瓜水之類的，希望改善因肺炎引發的不適。

但是麗麗素體虛弱，小兒肺炎久久不見好，於是在朋友的介紹下，媽媽抱著只有八個月大的麗麗來到外公的門診部。

外公得知麗麗不足一週歲便患上了小兒肺炎，很是憂慮，趕緊認真檢查，把脈後發現她的肺氣不宣，加上體質不強，於是具體詢問媽媽關於她的病情和病程。媽媽說，大概是兩週前患上感冒，伴隨有發熱、咳嗽等病症，晚上咳得喘不過氣來，不肯吃奶，最重要的是一到晚上身體就會不同程度地發熱，一發熱，就得跑到醫院掛急診打針，病情反覆，吃了不少藥丸都不見好轉。

外公說，由於她的稟賦不足，西藥藥性較為強烈，反而容易讓身體更加虛弱，而且臟腑嬌嫩，經不住長期的西醫治療。媽媽便說，自己也明白，於是便給她服用冬瓜水。外公連連搖頭，一般兒童若是身體發熱能喝冬瓜水以清熱解毒、緩解發熱。但是麗麗體質不同，屬於體虛型的孩子，體內陽虛陰盛，內蘊寒氣，冬瓜性寒，多吃容易加重病情，所以才會老不見好，病情一而再地反覆。

媽媽聽到外公這麼說，後悔不已。外公趕緊介紹蒲公英粥，還叮囑製作蒲公英粥的時候，要記得多加生薑原汁，幫助祛除體寒。媽媽按照外公的偏方，連續三天給餵服蒲公英粥，麗麗病情大有好轉，媽媽十分高興，便在朋友圈中多加介紹，讓朋友們拿蒲公英粥作為防治孩子肺炎的好方法。

## 老中醫病理剖析

小兒肺炎的病因在於肺感邪毒、肺氣不宣。因為肺主氣而朝百脈，小兒肺臟嬌嫩，外感邪毒之後，肺為邪閉，氣機不利，氣滯則血瘀，血瘀則導致心血運行不暢，致心失所養，心氣不足，邪毒會經由肺而涉及其他臟腑，從而引發肺炎及併發症。

小兒肺炎，是對小兒生命威脅很大的疾病之一，也是很常見的一種兒科病。患兒的年齡越小，可能出現的併發症就越多，導致病情越複雜，治療越困難，因此，外公認為小兒肺炎一定要從早進行治療。

偏方的主要食材是蒲公英、蘆根和杏仁、粳米，比較適合發熱、咳嗽、納食不佳的早期肺炎患兒。蒲公英性寒，有利尿、利膽、健胃和輕瀉作用，是家居清熱解毒的常用藥物。更重要的是，蒲公英的內含成分對金黃色葡萄球菌、溶血性鏈球菌有比較明顯的抑制作用，對肺炎雙球菌、腦膜炎雙球菌、白喉桿菌、綠膿桿菌等也有一定的抑制作用，藥性不強，剛好適合嬌嫩的小兒作為抗菌之用。同時，蘆根能清熱生津，多用於治療肺熱咳嗽、肺癰等疾病。杏仁則是宣肺止咳的常用藥。將此三種食材熬煮成粥，能夠清熱解毒、扶正祛邪、宣肺止咳，可以有效防治小兒肺炎。

**偏方名**　**蒲公英粥。**

【食材】蒲公英三十克，蘆根四十克，杏仁十克，粳米六十克。

【做法】用蒲公英煎汁，去渣取液，和粳米共煮成稀粥，然後加入蘆根和杏仁煎煮一個小時，即可調味食用。

# 十四、小兒長不高——

## 老中醫問診記

一天傍晚，外公正在吃飯，突然外頭一陣喧嘩。原來是小傑摔傷了，爸媽趕緊抱著他來找老中醫。

外公趕緊替小傑做了緊急處理，幸好未傷及關節，算是萬幸。小傑今年才十歲，若是摔傷關節麻煩就大了。媽媽在一旁一直嘮叨和氣憤，指責小傑好玩、太不小心了。媽媽說，小傑就是貪玩，學人家爬單槓，但是個頭不夠高，加上體質並不算強健，導致摔到地上才把腳摔傷的。外公笑了笑說，孩子身體常因為運動或是玩耍而弄傷，畢竟關節骨骼還是嬌嫩。

但是媽媽還是繼續不停地嘮叨，外公見小傑撇著嘴，很不甘心的樣子，但是又不敢頂嘴，只是默默地哭，外公便開解小傑說腳沒關係，不用擔心。殊不知，小傑竟大哭起來，一下子把爸媽和外公都嚇到了。小傑邊哭邊委屈地說，不是自己想爬單槓貪玩的，只是因為自己長得矮，是全班最矮的一個，每次排隊幾乎都和女孩子排在一起，老是被同學取笑。其中一個和他關係好的男同學告訴他，爬單槓能夠拉高骨骼，於是自己便跑去嘗試。爸媽一聽，突然哽咽了說不出話來。

外公摸摸小傑的頭說，其實，長不高，除了要適當增加運動之外，飲食也很重要，於是便把黃豆燉豬蹄這個偏方介紹給小傑，讓媽媽多做給小傑吃。另外，外公還跟他說，做運動要適量，這不單單指運動強度，還指運動方式，目前最適合的運動是跑步、跳繩之類，像單槓、雙槓、引體向上等運動強度高的運動，暫時還不適合他的年紀。

隨後，大半年的時間內，媽媽三不五時地給小傑做黃豆燉豬蹄，竟然長高了將近八公分，爸媽很高興，小傑更加高興。

## 老中醫病理剖析

外公說，家長要判斷小孩是否「長不高」，首先要明確「長高」的標準在哪裡，不能一味地給孩子穿什麼增高鞋，或吃多少增高補鈣的「健康食品」，因為每個孩子的高度是有區別的，不能整齊劃一地拿一個標準衡量小孩的身高，否則會給小孩造成生理和心理上的不必要負擔。

從醫學上講，所謂的矮個子、長不高，是指小孩的個頭比同齡人要矮。如果孩子的身高低於同年齡、同性別、同地區兒童身高五公分左右，或在一百個小孩當中，身高排行倒數前三名的，即可稱之為「矮身材」「長不高」。

造成小孩長不高的因素很多，包括遺傳、病變和性腺分泌不足等等，另外，隨著生活條件不斷提高，孩子的飲食也對身高增長產生重要影響。當然，這裡所講的飲食，不是指孩子吃不飽，反而是過於精緻的飲食，使孩子出現挑食、偏食或過食，導致消化不良等。

豆類的營養豐富，蛋白質含量高，優質蛋白質量好，營養價值接近於動物性蛋白質，又比動物蛋白更加容易吸收，而且富含鈣、磷、鐵、鉀、鎂等無機鹽，是膳食中難得的高鉀、高鎂、低鈉食品，特別適合脾胃嬌嫩的小孩食用，一方面容易消化，不會給腸胃造成負擔，另一方面營養豐富，對於孩子的均衡攝入非常重要。而豬蹄，富含骨膠原蛋白，有保持血管彈性、健腦和防止脂肪肝形成的作用，有助於青少年的生長發育。

**偏方名**　**黃豆燉豬蹄。**

【食　材】豬蹄一個，黃豆適量。

【做　法】先將黃豆用水泡發，豬蹄用熱水燙熟，切塊，再將豬蹄和黃豆、適量醬油、蔥薑，倒進清水，煮大概一個小時，待豬蹄肉質變軟即可調味食用。

# 十五、蛔蟲症——

## 老中醫問診記

「上了幼稚園，孩子越來越瘦，常常喊肚子痛，不知道出了什麼毛病？」媽媽難過說著。

老中醫：「咬手指、摳鼻孔的不良習慣，容易患了蛔蟲症！」

美美是三歲的小女孩，一天媽媽帶著美美到外公家。媽媽說，美美可能是腸胃出現了問題，總是不能吸收營養，加上面黃肌瘦，媽媽很擔心是不是得了小兒貧血或什麼疾病，於是找外公看看。

外公看了美美幾分鐘，發現美美老是摳鼻孔、咬手指頭，便問媽媽美美的進食情況。媽媽說，美美以前食慾很好，雖然進食的時候會貪玩，但是一小碗的飯總能吃完。但是自從上了幼稚園之後，食慾卻開始減退，有的時候吃小半碗就再不肯吃飯，吃一口飯要咀嚼幾分鐘才肯咽下去，一副很辛苦的樣子。老是咬手指頭，尤其是咬指甲。於是外公便問媽媽，美美可有腹痛、腹瀉的症狀，媽媽連連點頭，說美美不時會摸著肚臍眼附近，喊說肚子痛。由於美美還小，說不清楚肚子痛的具體位置，於是媽媽就給她吃了點調理腸胃的藥。這時美美的腹痛不算劇烈，還不至於痛得哭起來。

外公說，美美不是貧血，而是患了蛔蟲症，外公便讓媽媽回家買點新鮮的絲瓜子放在鍋中炒香，給美美咀嚼，就可以消滅蛔蟲，增長食慾。但是外公提醒美媽媽，要注意養成孩子良好的衛生習慣，因為蛔蟲多由手指、鼻孔等處進入腹腔，美美老是摳鼻子、咬手指可不行，容易讓細菌進入體內，對身體造成傷害。更重要的是，蛔蟲本身是一種會復發的疾病，因此，勤洗手，預防病從口入才是防治的根本。

媽媽按照外公的偏方，連續一個月給美美嚼絲瓜子，由於炒得香，美美也特別喜歡吃，因此，蛔蟲病有了很好的改善，美美開始正常進食了，並且媽媽聽從外公的提議，儘量讓美美養成好習慣，以杜絕蛔蟲病復發。

## 老中醫病理剖析

蛔蟲病，俗稱「蛔蟲」和「消食蟲」，是指蛔蟲寄居於人體小腸所引起的寄生蟲病。主要患者是兩到八歲的兒童。主要傳染途徑是，蟲卵通過被污染了的食物、水、手指等，經口進入體內，同時蟲卵還可以通過飛揚的灰塵進入人體咽喉，進而吞下引起感染，可能引起膽道蛔蟲症、蛔蟲性胰臟炎、闌尾炎或蛔蟲性肉芽腫等多種併發性疾病，對兒童的發育成長影響較大。

外公說，早在古代，中醫典籍《食物本草》便已經記載絲瓜子治療蛔蟲的藥效，因為絲瓜子具有清熱、利水、通便、驅蟲的作用。外公說，蛔蟲病，家長還有兩個方面需要多加注意：第一，蛔蟲病初期病徵不是特別明顯，因此家長需要在平時對孩子多加觀察，一旦發現孩子肚臍周圍不定時出現反覆疼痛，無壓痛及腹肌緊張，同時伴隨食慾減退、噁心、腹瀉或便秘等症狀，就要留意，趕緊給孩子吃點驅蟲的絲瓜子。如果孩子腹痛的情況非常嚴重，就要馬上帶到醫院檢查，以免出現闌尾炎或膽道蛔蟲症等併發症。第二，吃了絲瓜子並不代表就能一勞永逸，孩子的蛔蟲病是有可能復發的。所以要保持飲食衛生和個人衛生，教育孩子飯前、便後及時洗手，養成良好的衛生習慣，防止病從口入。

同時，外公還提醒，絲瓜子看似一道老少咸宜的小零食，製作簡單又方便，炒後香脆，但是食用絲瓜子也是有禁忌的。

中醫認為，絲瓜子寒涼，若患腳氣、虛脹的人，是不宜食用絲瓜子的。此外，對於那些脾胃虛弱的人和孕婦，絲瓜子都需要忌諱，儘量少吃，不然可能會引發腹瀉、嘔吐、腸出血的問題。

偏方名　生炒黑絲瓜子。

【食材】黑色絲瓜子三十克。

【做法】取黑色絲瓜子三十克於鍋中，翻炒至香脆。去外殼，空腹嚼服即可。

# 第二章

# 老年祛病不心煩

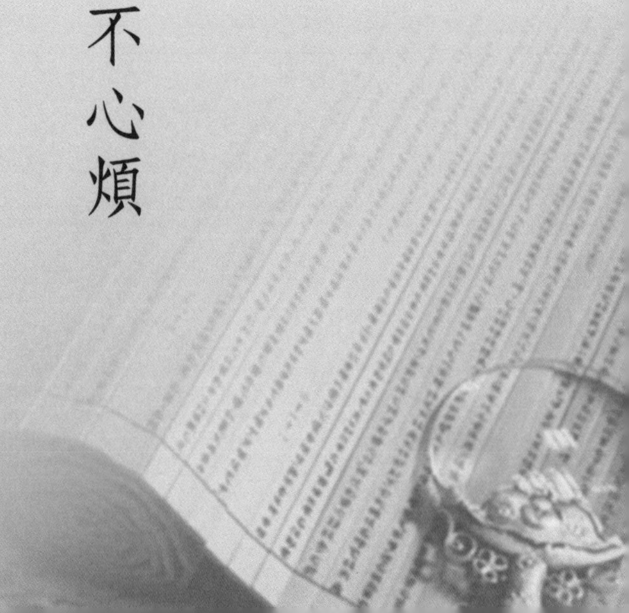

# 一、尿酸過多——

## 老中醫問診記

「哎呀！我每天關節都發疼，疼起來真不知該拿它如何是好！」老郭一臉痛苦呻吟。

老中醫：「這是因為體內尿酸沒有好好控制住！」

老郭是名退休幹部，由於退休前工作中的應酬不斷，老郭的尿酸指數一直偏高，加上飲食總是不忌口，好吃肉，好吃鮮，導致體內的尿酸並未得到很好的控制，反而一直走高。這陣子，老郭因為尿酸高，腳趾發脹、腫痛，連走路都一拐一拐。朋友的介紹下，老郭便來到外公家問診。

外公仔細地詢問了老郭關節疼痛的情況，疼痛部位主要是手指、腳趾及膝蓋、腳踝等處的關節，灼痛難忍，腳趾頭痛得連穿皮鞋都覺得難受。外公問老郭有無食用抑制尿酸的藥物，他不好意思地搖頭。外公便說尿酸高，已經開始有痛風的苗頭了，若是不加以控制，任由尿酸飆高的話，除了手指和腳趾，隨著病情加重，膝蓋等處的行動關節也會出現痛風。

老郭一聽很緊張，因為痛風聽說難以根治和痊癒。外公解釋，高尿酸和痛風之間還是有差別的，關鍵是患者有無實際可行地控制住體內的尿酸含量。

因為尿酸的高低主要和體內的嘌呤代謝有關，因此，日常飲食非常重要。外公給老郭介紹了荸薺炒香菇這道菜，讓老郭在生活中除了要多素少葷之外，還要注意嘌呤的攝入，因為老年人多有飲用燉品、煲湯的習慣，尤其是煲湯，所含的嘌呤指數很高，應儘量少喝，最好以紫菜蛋花湯、魚頭豆腐湯等清湯為主。另外，也要避免喝啤酒，吃海鮮和高膽固醇的肉類，如此便可以通過食療和藥膳保持尿酸水準，遏止痛風的病發。

老郭按照外公的教導，多吃荸薺炒香菇，也不喝啤酒，少吃海鮮和肉類等，使尿酸指數得以維持在相對不那麼偏高的水準，使痛風病發率降低了很多，疾病對老郭的影響也降低不少，老郭稱荸薺炒香菇是看似簡單、實際效果很不錯的一道食療菜式。

## 老中醫病理剖析

很多人會將尿酸過高和痛風直接畫上等號，外公說，其實尿酸過高，不一定就會出現痛風，但是它們之間有直接影響關係，也就是說，尿酸過高，很有可能引發痛風，但是只要在日常生活飲食上多加注意，配合一定的藥膳或者藥物，就能將尿酸指數控制住，避免痛風的出現。

如何避免痛風？首先，我們要瞭解一下什麼是「痛風」，醫學上又稱為「嘌呤代謝障礙」，是指體內嘌呤物質新陳代謝紊亂，使尿酸過多、排出減少，沉澱在關節裡面所形成的一種慢性疾病。通常會病發在人體各個部位，其中以關節疼痛比較劇烈，尤其是手指、腳趾、手腕、膝蓋等處的關節腫脹發炎、急速疼痛明顯，嚴重者可能會造成關節畸形和行動不便、甚至殘疾。

偏方中的荸薺，能夠清熱、降壓，同時能夠利尿，促進體內嘌呤代謝加速，以及將體內的嘌呤通過尿液排出體外。香菇，雖然本身具有一定的嘌呤，但是量不算特別大，配合荸薺熱炒，可以提升食療效果，中和嘌呤含量。

同時，外公叮囑，尿酸過多的患者得在飲食控制嘌呤的吸收，避免食用如動物內臟、高熱量的肉類、海鮮等高嘌呤的食物，此外蘆筍、豆苗、菠菜和西蘭花等蔬菜，也含有比較高的嘌呤量，要儘量少吃。日常生活要多喝水，增加水分的攝入，通過增加尿液幫助腎臟排出尿酸，降低尿酸含量，以防痛風發生。

偏方名　荸薺炒香菇。

【食材】荸薺五十克，香菇八十克，薑、蔥適量。

【做法】荸薺切片，香菇用水泡軟後切成絲狀，熱鍋下油，爆炒生薑，隨後放入荸薺片和香菇絲，爆炒至嫩熟，即可加入蔥段，調味食用。

## 二、尿失禁——

### 老中醫問診記

「唉唷！人老囉，連夜裡都會尿床了！」老劉感嘆說道。

老中醫：「這不是什麼丟臉的事，只要恢復膀胱機能就沒問題。」

老劉今年六十七歲，身體有點虛弱，但是沒有過多的病史，尚算健康。可是，今天老劉就在女兒的陪伴下來到外公家看診。

老劉一坐下，就一直抱怨著說自己沒病，用不著看醫生。而女兒也尷尬地勸說著父親。外公一看，就猜想可能是尿道或者生殖器疾病，使得父女倆稍有尷尬。於是外公便請了老劉到內堂，讓老劉稍微休息，自己準備一下就準備過去為他看診。趁著老劉進去了，外公便開口詢問劉小姐有關父親的病。劉小姐說，父親沒什麼大病，就是比較貪睡，每天早上她都會做好早飯，叫父親起床，然後吃完早餐就上班，可是最近一個月，父親老是早上不肯開門，偏要等女兒上班之後才起床。待劉小姐晚上回來，就發現父親床被換洗得特別勤快，感覺可能出了什麼毛病，而他自己不肯說。外公算是有了初步瞭解，便進入內堂找老劉問診。

老劉說，自己最近總是晚上尿床，非常丟臉，不想讓女兒知道自己尿床，希望外公幫忙，看看有什麼止尿的方子。老劉患的是「尿失禁」，不是什麼丟臉的事，而是需要正視、及時採取治療方案的疾病。外公解釋，尿失禁主要因為機能下降，腎精不固，膀胱彈性減弱。因此推薦了清心養氣、溫補腎陽的蓮子甘草枸杞湯。

老劉按照外公的偏方，喝蓮子甘草枸杞湯不到半個月，就再沒出現過尿失禁了。老劉的女兒非常感謝外公的偏方，除了治療父親的尿失禁之外，還幫助消除了父女兩人的隔閡。

## 老中醫病理剖析

尿失禁，是指膀胱內的尿不能控制而自行流出的一種病症。常見的尿失禁類型主要有急迫性尿失禁、壓力性尿失禁和充溢性尿失禁三種。急迫性尿失禁，是指膀胱收縮不受抑制，尿意自行排出的現象；壓力性尿失禁，是指當患者的膀胱壓力增高時，就會不自覺有尿液流出的現象；充溢性尿失禁，指的是膀胱不能完全排空尿液，從而使尿液從長期充盈的膀胱流出的情況。

外公認為，腎關不固是出現頻尿和尿失禁的主要原因，因為腎氣不足，膀胱就會出現氣化無力，使肌肉纖維的張力降低，減少膀胱的伸縮性，進而降低了膀胱的儲尿能力。偏方中使用的材料是蓮子、枸杞和甘草。蓮子和枸杞能夠安神養腎，健脾養胃，配合清熱解毒的甘草一同煮成汁，代茶飲用，特別適合泌尿系統感染、頻尿、尿多和尿失禁的患者多加食用。

同時，外公還提醒，老年人要少喝茶，因為茶會利尿，還會刺激膀胱，可以適當地多喝一些鮮榨果汁，比如葡萄、櫻桃、蘋果等水果，能夠收斂排水，不會刺激膀胱。還可以多吃山楂、烏梅等食物，因為這些食物為酸性，可以收斂排泄，對於緩解尿失禁有很好的輔助療效。

**偏方名** 蓮子甘草枸杞茶。

【食　材】枸杞十克，蓮子二十五克，甘草十克。

【做　法】蓮子取心，枸杞用水泡軟，甘草洗淨，三者放入鍋中煮一個小時，調味即可飲用。

## 三、老年糖尿病——

## 老中醫問診記

「父親得到糖尿病，每天留意飲食，怎麼病情老是反覆？」兒子憂心問著。

老中醫：「飲食過於清淡，營養不足，反而引發全身性疾病。」

一天，已經搬走三、四年的老鄰居在兒女的陪伴下，回來找外公看診。外公一看，發現老鄰居的臉容消瘦許多，一問才知，原來老鄰居得了糖尿病。老鄰居的兒子說父親確診患上糖尿病後，家裡已經特別照看飲食，都做些清水麵條配蒸南瓜一類的食物，父親也按時吃藥，但是糖尿病的病情就是反覆，最近父親老是手腳發痛，視力模糊，時不時因為看不清東西而撞傷自己，希望外公能幫忙看看，父親的糖尿病到底可以怎樣治療。

外公趕緊給老鄰居做了詳細的檢查，隨後說老鄰居的糖尿病不算特別嚴重，但是脾胃虧虛，腎陽不足，血行不暢，估計是因為每天飲食太過清淡，營養攝入不足，導致老年身體機能下降，血不上行，致使視力、行動等能力出現障礙，進而引發全身性疾病。外公說，雖然糖尿病在飲食上要特別注意，但不代表說什麼都不能吃，基本的營養還是必須的。因為老年人如果營養攝取不均衡，就會導致身體免疫能力下降，加速其他疾病的產生，還容易產生糖尿病的併發症。因此，外公給老鄰居推薦了豬胰玉米鬚湯這個偏方，外公還建議老鄰居可以多吃山藥和枸杞等潤腸降壓、養氣補血的食材。主要注意清淡飲食就行，不必每天只吃清水麵條，否則還可能引發其他毛病。

老鄰居在飲食上按照外公的叮囑，經常食用推薦的偏方，還多吃山藥粥、枸杞湯等，3個月後身體大有好轉，血糖指數也相對穩定了。

## 老中醫病理剖析

糖尿病是一種由於胰島功能降低，導致胰島素分泌降低，使體內的糖分、蛋白質、水、電解質和脂肪出現紊亂的綜合性疾病，患者會出現多尿、多飲、多食卻形體消瘦的病症。

外公認為，從中醫的角度上說，糖尿病主要是因為肺部、脾胃和腎臟出現問題，因為肺虛燥熱，腎虛血瘀，脾胃不和導致內蘊不泄所引發，一旦控制不好會引發全身性併發症，導致腎、眼、足等部位的衰竭和病變，是一種常見而高危的疾病。

豬胰，含有類似胰島素的物質，能夠起到降血糖的作用，多吃豬胰能夠促進體內糖分的分解，改善體內的糖分和脂肪平衡，對糖尿病患者而言，是理想的菜餚。配合玉米鬚燉成清湯，能夠滋養肺腎、養脾補胃，多吃可以緩解糖尿病患者口渴多飲、多尿色清的症狀。

外公還提醒糖尿病患者在飲食中要儘量選擇比如燕麥、蕎麥、小米等含糖量較低、纖維素較高的粗食。儘量少吃土豆、紅薯等糖分和澱粉質高的食物。在蔬菜瓜果方面可吃含糖量低的瓜果，例如涼瓜、菠菜、芹菜、冬瓜等。相對含糖量較高的水果，一般不建議糖尿病患者多吃，但是長期不吃水果會影響體內毒素的外排，影響患者排便，因此，患者在病發的時候，可以適量食用一點含糖量低而多渣的水果，幫助排便。

偏方名　豬胰玉米鬚湯。

【食　材】豬胰一百克，玉米鬚五十克，薑、蔥適量。

【做　法】豬胰切片，玉米鬚洗淨，沸水後，將豬胰、玉米鬚和生薑放入鍋中，燉一個半小時，即可調味飲用。

# 四、老年肺炎——

## 老中醫問診記

一天，孝順的陳先生帶著老父親拜訪老中醫。

「不知道父親患了什麼病，反正就是一天到晚咳嗽，好像要把肺都咳出來一樣。」

由於父親身體虛弱，經常會出現有痰阻到了咽喉處，但是無力咳出痰塊的情況，讓兒女很擔心。

外公便繼續詢問陳伯伯的進食情況。陳先生說，父親腸胃不好，牙齒不健，多是吃流質性的稀粥或者軟面，加上近期父親行動不便，便一日三餐基本上都在床上解決。有時候咳嗽氣喘，基本就是喝幾口稀粥就算了。

外公趕緊給陳伯伯把脈檢查，說陳伯伯由於腎陽不固、肺氣不宣加上脾胃不和、營養不足，導致老年肺炎病情反覆，難以根治，主要是由於陳伯伯體內血氣不暢、肺氣不順、瘀血鬱結所致。外公建議陳先生多照顧陳伯伯的日常飲食，給陳先生推薦了杏仁羹，因為杏仁能夠和氣理息，蘋果和豆腐有利於受損氣道的恢復，而且蘋果還能刺激陳伯伯的腸胃蠕動，健脾開胃，增強吸收。另外，外公還建議陳先生要注意父親臥室和活動空間內的室內通風，保障空氣品質，別總是害怕父親著涼而關著門窗。

最後，外公還提醒陳先生，可以在往後的生活中，多帶父親散散步，加強鍛鍊，加速鬱結之氣順利外排，從而緩解肺炎的困擾，別總是讓父親躺在床上。外公說，老年肺炎反覆的一個很重要的原因是，老年人因為咳嗽或者肺炎，老是窩在床上，久之行動機能出現障礙，不利於身體機能的康復，因此，低負荷的散步和舒筋活絡的鍛鍊還是必須的。哪怕是飯後半小時的慢走散步，也能增強肺部的排泄功能，有利於病情的好轉。

於是在接下來兩個月的時間內，陳先生按照外公的偏方食療給陳伯伯用膳，陳伯伯總算在半年後穩定下來，沒再犯老年肺炎了。

## 老中醫病理剖析

老年肺炎是一種以高熱、寒戰、血痰、咳嗽不斷、胸痛胸悶為臨床病發特點的急性呼吸道疾病。由於老年人素體虛弱，系統及機體器官功能下降，容易受到肺炎鏈球菌、真菌及寄生蟲的感染，其中以肺炎鏈球菌的感染居多，所以容易引發老年肺炎，因此，老年肺炎患者大多是六十五歲以上的老年人。

外公認為，老年肺炎從中醫上講，屬於熱病，主要是由於體內積熱、肺氣不宣所致，但由於老年人身體虛弱，又不適宜吃太多清涼清熱的食物，因此可以適當地吃杏仁、葵花子、松子等堅果，補充維生素E，促進血液迴圈，加速熱毒外排。偏方用杏仁和蘋果做成蘋果盅，因為杏仁和蘋果都含有黃酮類和多酚類成分，有助於改善呼吸系統和肺功能，補中益氣、清熱潤燥而不會太寒涼，對肺炎的治療有很好的輔助療效。

外公說，患有老年肺炎的患者，可以在日常飲食中多吃鴨梨，鴨梨能夠滋陰潤肺、止咳化痰。也可以多喝蜂蜜水，因為蜂蜜能夠清熱和清潤腸道，對於久咳不癒或者咳嗽比較劇烈的肺炎病人大有幫助。

同時，外公還提醒，由於老年人行動不便，免疫力和恢復力降低，導致老年人患上肺炎之後，肺瘀血、氣道分泌物排出困難，致使肺部感染不容易根治、痊癒。

因此，室內要保持通風、經常換氣，保證空氣品質。患者可以適當地多做散步、太極等輕鬆的運動，增強體質，改善呼吸，對於老年肺炎的調理會有很大的幫助。

**偏方名**　杏仁羹。

【食　材】蘋果一個，杏仁十克，豆腐一塊。

【做　法】將蘋果肉挖出來，盛好，做成蘋果盅。將挖出來的蘋果拌入豆腐碎，連同杏仁放回蘋果盅當中，隔水燉熟，可以調味食用。

# 五、心臟病——

## 老中醫問診記

「我得到冠心病，絕不到醫院治療！」

已經搬離社區將近十年的黃大爺，這天竟拖著步子回到社區找外公看診。

黃大爺說，自己患了冠心病，家人都建議他到醫院治療，必要時可以動手術。但是黃大爺不想這樣，畢竟治療心臟病好歹也要花費不少，他想把錢留給兒女們將來可用，再說認為自己年紀大，經不起手術刀的折磨。他自己曾經提議用中醫進行治療，可是兒女都質疑偏方的實際效果，於是家人們為此感到煩惱。黃大爺和外公是老鄰居，對外公的中醫功底是深信不疑的，於是便坐了一個多小時的公車，回來找外公看診。

外公聽到之後，先是表示惋惜，進而積極地開導黃大爺說，冠心病可防、可治，起碼能夠通過食療和偏方緩解病情、改善身體狀況，希望黃大爺不要洩氣。

冠心病是由於脂質代謝異常所引起，因此，從控制體內的血液脂質水準方面進行調理，就能有效地控制冠心病的病情。外公開給黃大爺兩味方子：一個是銀耳瘦肉羹，一個是醋豆燜蘿蔔。外公說，銀耳瘦肉羹，可以保護心臟血脈，防止血管氧化，而且銀耳是一種能夠提升心臟肌肉張力的食材，多吃銀耳的話，對於緩解冠心病和預防心臟病都很有裨益。而醋豆和白蘿蔔可以幫助心臟病患者消除血管壁上的脂質，因此只要持之以恆，多加食用，相信黃大爺就能有效控制冠心病的發展。

黃大爺聽後很開心，回家就一直按照外公的方子，輪流做銀耳瘦肉羹和醋豆燜蘿蔔來吃，三個月之後再到醫院檢查，醫生說冠心病得到了很好的控制，暫時不需要動手術。黃大爺及家人一聽，很是高興，便繼續堅持用外公的方子。黃大爺還在不停地向自己的老友們宣傳，讓大家都提高對預防心臟病的重視。

## 老中醫病理剖析

老年心臟病包括高血壓性心臟病、冠心病、風濕性心臟病和心肌梗死等疾病，主要臨床病症是：心跳加速、心悸氣短、心律不整等，而老年患者多半會出現耳鳴、打鼾、胸痛、肩痛、水腫、呼吸困難等症狀。

其中，老年心臟病又以高血壓性心臟病和冠心病居多，主要是由於脂質代謝異常，使體內血液中的脂質沉著在原本光滑的動脈內膜上，形成類粥樣的脂類物質白斑，使血流受阻，血壓增高，導致心臟缺血而產生的心臟疾病。

偏方一的銀耳瘦肉羹，主要原料是蘋果、銀耳、瘦肉和豆腐。蘋果富含維生素C，是一種天然的抗氧化劑，多吃可以降低自由基對心臟血管的影響，減少脂質沉著。而銀耳含有銀耳多醣，能夠幫助提升心臟肌肉的收縮力，溶解抗血栓，配合易於消化的瘦肉末和豆腐，多吃能夠有效調理心肌缺血和心肌梗死。而偏方二使用的是醋豆和白蘿蔔，醋豆可以防治動脈硬化、腦血栓，對冠心病等有良好的效果。而白蘿蔔能夠祛除熱毒，促進體內脂肪的消化燃燒，有助減少血液中脂質物質的積聚。因此，多食用醋豆燜蘿蔔，能有效消除血管壁上的脂肪質，防治心臟病。

外公提醒，患有心臟病的老年人一定要注意飲食，注意控制膳食的總熱量，限制糖類食品的攝入，不要食用豬油、花生油、雞皮、鴨皮、豬皮和動物內臟等高膽固醇、高油脂的食物。提倡以清淡、低脂、低膽固醇的膳食配搭為主，配合少量多餐的方法。

## 偏方一　銀耳瘦肉羹。

【食　材】蘋果一個，瘦肉五十克，銀耳三十克，豆腐兩塊。

【做　法】蘋果去皮取芯，搗爛成蓉，銀耳剁成細蓉，豆腐搗爛，瘦肉切絲，四種食材同放入鍋中，加入適量清水，煮熟即可調味食用。

## 偏方二　醋豆悶蘿蔔。

【食　材】蘿蔔一個，醋豆一百克，薑、蔥適量。

【做　法】蘿蔔切塊，薑、蔥下鍋，滾油熱炒蘿蔔塊，待蘿蔔七成熟左右，放入醋豆，加適量清水，蓋鍋悶煮半小時，調味即可食用。

## 六、老年慢性胃炎——老中醫問診記

張叔叔退休前是建築公司的老闆，退休後老是打嗝、反酸，一吃東西就覺得噁心乾嘔，隨時想吐的感覺。

老中醫：「這是容易被忽視的慢性胃炎！」

張叔叔認為自己是胃痛，由於以前接專案、跑工程的時候，應酬煙酒過多，加上飲食不定時，所以總覺得有點胃痛很正常，算不上什麼大病。可是最近，張叔叔發現自己的腸胃已經成為老年生活的負擔，於是上門找外公問診。

張叔叔跟外公說，自己主要是胃痛，東西一吃下去，很容易有嘔吐的跡象，而且勉強吃下去的食物，一旦量多，不但腹脹、腹痛，有時候甚至會嘔吐，導致進食不佳，開始有頭暈眼花的病症出現。針對張叔叔所述的病症，外公說，張叔叔體盛，並無陽虛跡象，體內偏燥熱，排除了胃寒的可能性，加上外公詢問到他的工作和飲食情況，便進一步診斷是慢性胃炎。外公說，慢性胃炎的表徵和普通的胃痛有點相像。但是從飽嗝、發酸、嘔吐等跡象來看，便不是普通胃痛那麼簡單。之所以會出現反酸和嘔吐的現象，主要是因為胃黏膜受損，食物難以消化，久之則會使胃部絞痛，食物回流。

外公給張叔叔推薦一味雞蓉香芋羹。雞蓉能夠溫中補氣，香芋對於治療胃潰瘍和慢性胃炎有很好的效果，二者煮成流質的湯羹，既容易消化又能幫助消化，配合蛋清，能夠很好地修復受損的胃黏膜，從而改善胃炎的症狀。另外，外公還提醒張叔叔，由於胃炎本身有復發的可能性，因此，今後要千萬注意飲食，葷素均衡，多吃潤滑腸道和養胃的食材。

張叔叔按照外公的偏方，多煮食雞蓉香芋羹，一個月之後，胃炎病情得到了很好的控制，進食後不再出現反酸嘔吐的現象。張叔叔見效果不錯，於是一直堅持，胃炎也沒再發作了。

## 老中醫病理剖析

外公說，就問診實際情況而言，他發現，老年慢性胃炎，是一種隱蔽性強、很容易被老年人忽視的疾病。主要是因為很多老年人經常伴有如高血壓、心臟病、糖尿病等不同的臟器疾病，因此很容易忽略胃炎的表現和存在，導致慢性胃炎得不到適當及時的治療，使病情加劇和惡化。

老年慢性胃炎，是一種胃黏膜和胃部內部發炎的慢性疾病，主要是由於老年人胃黏膜長期受到刺激，飲食不節制或者過饑、過飽，食物咀嚼不夠充分所引起的。老年人步入老年期之後，身體機能降低，胃部的消化及抗菌能力下降，容易受到感染而產生老年胃炎。患者會出現食慾減退、上腹部不適和隱痛、飽嗝、泛酸、噁心、嘔吐等病症。

外公建議，老年胃炎患者可以多吃能夠幫助消化、加速胃黏膜修復的食物，例如雞蛋、瘦肉、豆製品等。要多吃富含維生素C的食物，如柳丁、番茄等，因為維生素C能夠保護胃部，長期維持胃液中的維生素C含量，可以有助於胃液功能的發揮，增強胃部的抵抗力和恢復力。同時，胡蘿蔔、海藻、紫菜、菠菜等食物，也有利於修復胃黏膜，能夠幫助患者增強胃部的免疫能力，因此外公建議將上述食材融入患者的日常飲食當中。

同時，外公說，有一點很重要，就是老年胃炎的患者要注意忌口，少吃醃製類食品。不少老年人喜歡吃鹹魚、鹹菜、酸菜等醃製品，但這些食品的含鹽量很高，會破壞胃黏膜的保護性，因此，外公說醃製類食品和辛辣、刺激、油炸類食品一樣，老年患者都儘量避免食用。

**偏方名　雞蓉香芋羹。**

【食　材】雞胸肉一百克，香芋兩百克，蛋清三份。

【做　法】雞胸肉剁成雞蓉，香芋搗爛成泥，將雞蓉和芋泥、蛋清攪拌均勻後放入鍋中，加入適量清水，煮熟即可調味食用。

# 七、便秘——

## 老中醫問診記

「每到上廁所的時間，就是我最痛苦的事情啊！」老劉一臉難過的感嘆。

老中醫：「便秘不是一件小事情，老年人有可能因一時供氧不足，昏厥過去！」

老劉患了老年便秘，便來找外公看診。老劉說，自己也不知道怎麼去界定「便秘」，因為邁入老年期之後，排便一向是斷斷續續的，就是平均要三天左右才有一次排便欲望的那種。時而會感覺肚子脹滿，可是跑去廁所，費上大半個小時排便還是「了無希望」，久而久之，老劉便不將排便看成是一件常事，基本上是感覺有了排便的逼迫性，或者腹部脹痛到不行，老劉才會耗時間在「排便」這件事情上。老劉還說，以前排便，一般來說只是困難，但是不至於引發其他疾病，只要腹腔配合用力，兩三天一次的排便還是勉強可以的。可是，最近連兩三天一次的排便都很艱難，只要腹腔一用力，就覺得心悸氣短，有時候還會感覺欲振乏力、頭昏目眩。老劉覺得情況不妙，便找外公問診。

外公說，便秘不是一個小事情，尤其是老年便秘，因為老年人心臟不好，稍有血壓偏高和心肌梗塞的狀況，由於排便用力，一時間改變了血液供給的環境，加上高血壓下，血管稍有阻塞，頭腦和心臟一時供氧不足，就會昏過去。因此，外公告訴老劉，必須對便秘提起重視，將每天定時排便看成是維持身體機能健康的一項「任務」。老劉一聽，很是著急，外公安慰老劉，便秘可以通過飲食進行調理，不必過於擔憂。老劉心臟機能尚好，便秘還沒有引發什麼可怕的併發症，便告訴他一個秘方，那就是嫩莖萵苣橘子汁。嫩莖萵苣橘子汁能夠有效緩解便秘，潤滑腸道，清除宿便。

老劉便按照外公的偏方，每天早上吃完早餐便喝一杯嫩莖萵苣橘子汁，結果一個星期左右，排便不那麼困難了，還能養成定時排便的習慣，他對外公很是感激。

## 老中醫病理剖析

據統計，超過三成的老年人會有不同程度的便秘困擾，便秘是指老年人每週排便少於兩次並且排便困難費力，便質硬結，便量偏少的一種病症。雖然說，老中青三代不同的人士都有患上便秘的可能，但是老年便秘對於患者的影響卻遠比中青年患者的影響要大。主要是因為老年人機體功能下降，而且不同程度地伴有高血壓、高血糖等不同疾病，如果老年人過分用力排便，可能會引起冠狀動脈和腦血流的改變，腦血流量降低，可能會在用力排便時發生昏厥的情況。如果老年人本身患有心腦血管病的，還可能發生心絞痛、心肌梗塞的情況。如果患者有高血壓病史，甚至可能引發腦血管意外。因此，老年人便秘，是一個事關全身的大問題，必須要加強重視。

偏方中的嫩莖萵苣橘子汁，由於嫩莖萵苣（A菜菜心）和橘子本身含有豐富的膳食纖維和果膠，幫助老年人潤腸通便，促進大便排泄，還能降低老年人體內的膽固醇含量，可以作為防治便秘的常喝飲料。同時，西芹、胡蘿蔔、香菇和番茄等食材富含植物纖維素和維生素C，能夠增加腸道蠕動，幫助排便，西芹還有降低血壓的功效，老年便秘患者可以多加食用。另外，老年人可以多吃松子、瓜子、核桃等具有油脂的堅果類食品，因為這些食品可以潤腸通便，不要因為牙齒不好而過分講求精細飲食，可適當多吃燕麥、糙米等粗糧，增加腸道纖維含量，促進排便。要多喝水，因為水分增加能夠幫助軟化糞便，幫助排便更加順暢。

**偏方名** 嫩莖萵苣心橘子汁。

【食 材】 橘子兩個，嫩莖萵苣（A菜菜心）五十克。

【做 法】 橘子切塊，嫩莖萵苣切片，鮮榨取汁，即可飲用，避免放糖。

# 八、老年視力障礙——

## 老中醫問診記

「人老囉，連視力都不管用了，眼睛老是有黑影亂飛！」老張嘆口氣說著。

老中醫：「別擔心，白內障可以通過飲食加以調理和緩解！」

老張退休多年，之前一直有老花眼，情況不算特別嚴重。可是由於退休後生活無所寄託，於是便成日看書讀報，一心想著這也算是件打發時間的正經事兒。可是隨著年齡增加，身體機能下降，老張開始覺得自己的老花眼鏡不管用了，戴了還是看不清，老是看東西模糊，有重影，怕光，迎風流淚，總感覺眼睛周圍像有蚊子一樣的黑影亂飛，於是便來找外公問診。

外公給老張做了檢查，發現老張得了白內障。老張一聽，很慌，因為老是看電視廣告上說白內障有多可怕，於是霎時就心頭一緊，覺得自己患上了這麼麻煩的病。外公見狀，趕緊給老張解釋清楚，其實，白內障是一種老年人水晶體機能下降的表現，並不是什麼特殊的病症，很多老年人都會有一定程度的白內障或者視力模糊的困擾，讓老張不必過於擔心。外公說，白內障可以通過飲食加以調理和緩解，於是便告訴老張一味偏方，那就是西芹雪菜炒冬筍，西芹能夠幫助老年人緩解高血壓的症狀，改善體內血液迴圈內環境，使水晶體和眼球毛細血管供血更加充分；雪菜和冬筍則能夠通經和血，有利於為水晶體提供更為充沛的養分，維持水晶體機能的充分發揮，使視力維護更為有效。

老張按照外公的偏方，三不五時地食用西芹雪菜炒冬筍，大概三個月的時間，白內障的問題得到了很好的改善，他還專程過來感謝外公的偏方。外公不忘叮囑老張，由於白內障主要和機體功能及營養吸收有關，所以，老張在今後的日子中，也要注意均衡飲食，多吃高營養、低脂肪的食材，避免食用過於刺激的食品。

## 老中醫病理剖析

步入老年期的老年人多有白內障、老花眼及視力衰退等問題，外公說，由於機能老化、遺傳因素、代謝異常還有眼睛局部營養不良，老年人視力衰退屬於正常的生理反應。但是，每個人的視力其實是可以通過日常飲食及藥物治療等多方面去維持的。

就像偏方中食用的冬筍和雪菜，冬筍能夠通經活脈、利目開竅，多吃能夠滋陰涼血、養肝明目，有助於促進眼部的血液迴圈，改善視力。而西芹能夠幫助老年人降低血壓和血糖含量，多吃能夠防止眼部充血，減輕眼球負擔；雪菜則含有大量的維生素A，對於維持視力正常，減輕視力退化有很好的療效。

外公說，老年視力退化的患者，要在日常飲食中注意補充維生素C和維生素E。例如番茄、菠菜、洋蔥、大白菜、四季豆以及草莓、橘子、柚、橙等含有維生素C，多吃有助於增加維生素C，而葵花子油、花生油、穀類、豆類、肝、蛋和乳製品中，都可獲得較多的維生素E。因為，維生素C能夠減少光線和氧氣對水晶體的損傷，能有效防止白內障的出現。而維生素E則是對水晶體十分重要的元素，如果血液中的維生素E含量過少，就會使水晶體營養不足，就會產生組織性彎曲變形，進而影響正常視力，出現視力模糊或者白內障等問題。

偏方名　西芹雪菜炒冬筍。

【食　材】　西芹一百五十克，雪菜五十克，冬筍一百克。

【做　法】　西芹和冬筍切段，先用熱開水燙過，再與雪菜同炒，炒熟即可放入調味料食用。

九、高血脂症——

## 老中醫問診記

「血脂老是降不下來，平常吃蔬菜也不見得有成效？」老劉一臉疑惑。

老中醫：「當體內血液中脂質沉澱過多，就會發展成全身性的疾病！」

老劉是高血脂症患者，一直在用藥物進行調理，但是最近還是出現了行動障礙，手腳不俐落，嚴重影響日常生活，藥物吃下去，身體越發虛弱，卻難見高血脂治療的跡象，於是便來找外公問診，希望得一緩解高血脂症的良方。老劉說自己一向很注重飲食，多吃蔬菜、麵條、稀粥等低脂肪的食物，但不知道為什麼血脂就是降不下來，而且不降反升，導致現在基本上連繫鞋帶等活兒都做不來，給生活帶來了很大的不便。

外公說，高血脂症是因為體內血液中脂質沉澱過多，沉著在血管壁上，造成對老劉身體的影響。過於精緻的食物雖然有益身體健康，但卻不利於促進血液中的脂質排出。因此，外公建議他可以多吃粗食，例如糙米、小米、燕麥等看似粗糙的主糧，因為粗糧含有比較豐富的纖維，可以促進脂質從人體內排出，進而緩解高血脂症的病情。另外，外公介紹了芹菜香菇炒玉米筍這道偏方，可以幫助增加體內高纖維的攝入，降低膽固醇。

老劉按照外公的偏方，堅持一週食用四次芹菜香菇炒玉米筍，結果一個月下來，再到醫院檢查，發現血壓、血脂都降了，高興得打電話感謝外公。外公不忘叮囑今後飲食還要多加食用富含粗纖維的蔬果，以維持血脂的穩定水準。

## 老中醫病理剖析

高血脂症，是一種脂肪代謝或運轉異常使血漿中一種或多種脂質高於正常指數的全身性疾病，也是一種老年人常見的疾病。高血脂症，對身體初期的損害比較隱匿，很容易被人忽視，但此病症會逐漸發展，加速全身動脈粥狀硬化，進而發展成全身性的疾病，對身體造成不良損傷。老年高血脂症還會引發老年人動脈硬化、腎功能衰竭等併發症。資料表明，老年高血脂症是老年人腦中風、冠心病、心肌梗死、心臟猝死的重要因素。情況輕微的高脂血症患者也會出現不同程度的高血壓、糖尿病等病症，還可能進一步惡化，形成脂肪肝、肝硬化、膽石症、失明、高尿酸血症等病症。

外公說，老年高血脂症的治療方法不能單純依靠藥物，正因為吃進什麼食物，身體就蘊含什麼，因此，高血脂症患者還要注意飲食調理和身體調養，多方結合。因此，外公建議，高血脂症患者儘量要避免過於精製飲食，應多吃增加體內高纖維的攝入，降低膽固醇的食物，例如燕麥、薯類等；可以多吃富含維生素和粗纖維的蔬果，對於緩解高血脂症有很好的效果。至於肉食類食物，推薦水產食品為多，因為水產品可以降低血清中甘油的含量，降低膽固醇水準，有利於控制病情，還可以防止冠心病和動脈硬化。

**偏方名**　芹菜香菇炒玉米筍。

【食　材】芹菜五十克，玉米筍五十克，香菇三十克。

【做　法】香菇先用水泡軟，玉米筍和芹菜切片，熱鍋下油，炒熟即可調味食用。

## 十、老年癡呆——

## 老中醫問診記

一對年輕夫婦帶著老父親前來看診。

「最近父親的記性變差，老是迷路，現在不太能放心父親一個人上街或單獨在家。」兒子難過說著。

兒媳婦說，老父親以前就有記性差的先例，多是忘記了針線放在哪裡，總是接了電話之後忘了手機放哪裡之類的，可是不至於連回家的路都認不得。

兒子接著說，父親飲食正常，醫院檢查出老年癡呆症，吃了西藥不見好，加上父親體弱，夫婦二人不想父親老吃西藥，怕副作用太大，於是便帶著老父親找外公幫忙看診。

外公說，老年癡呆對生活影響很大，發病初期只是表現為記憶力衰退，記不住東西，就像兒媳婦認為的那樣，看到公公忘了手機、忘了針線就以為這是老年人常有的現象，不加重視。就是因為沒有對老年癡呆提起必要的重視，所以造成了老父親的病情不斷嚴重化，使老年人的空間感減弱，機體功能進一步下滑，表現為迷路、記不住人等，病情再繼續發展的話，還可能造成行動不便等多種疾病。夫婦二人聽後，很是擔憂，外公趕緊安慰他們說，其實造成老年癡呆的主要是由於老年人機體能力下降所致，但是在生活和飲食當中適當治療，還是可以幫助老父親提升記憶力的。於是外公便建議兒媳婦多給公公做紫菜燉鯽魚這個湯膳。外公說，鯽魚便宜，不起眼，但是其魚腦中含有「腦黃金」，從現代醫學而言，就是含有豐富DHA，配合紫菜食用，能夠提升老年人的記憶力，改善老年癡呆症。

年輕夫婦按照外公吩咐，一週為父親做三次紫菜燉鯽魚湯，果然記憶力有了明顯的好轉，雖然還是記不住一些細微的東西，但起碼在方向感上有了很好的改善，基本上能自行出門、回家，免去了生活的諸多不便。

## 老中醫病理剖析

老年癡呆，主要的中醫病位是在肝、腎和腦，主要是因為肝氣鬱結，脈絡不通，腎氣不足而導致大腦功能退化的一種疾病。從現代醫學上講，主要是老年人身體狀況及神經脈絡發展，使體內的「乙醯膽鹼」逐漸流失，從而使中樞神經系統的穩定性減弱，進而影響老年人的思維、記憶和肌肉調控力，使老年人在記憶力、分辨能力、空間感、時間感和情緒等方面出現障礙的一種疾病。

外公說，偏方使用了紫菜燉鯽魚，紫菜性微寒，能補腎陽，清熱利水，更重要的是，紫菜中含有大量的鎂元素，能夠有效增強腦細胞運轉，提升記憶力。而鯽魚是一種淡水魚，富含DHA，「DHA」是大腦細胞形成、發育及運作的物質基礎，是平常所說的「腦黃金」。另外，建議患有老年癡呆或記憶力開始出現衰退的老年人，可以多食用枸杞、核桃、芝麻、山藥、紫菜、蓮子、海帶、黃芪、大棗、百合、紅豆等具有滋補肝腎、填髓健腦作用的食物。

另外，要防治老年癡呆，老年人可以注重飲食多元化和均衡化，不要因為牙齒問題，只吃流質或者容易咀嚼的單一食物，否則容易造成營養不均衡，引發機體病變。要注意多補充海產品、益生菌和豆製類食品，經常吃蔬菜、水果，以獲得充足的維生素和礦物質。還可以多吃杏仁，因為杏仁含有維生素C和維生素E，消滅身體內的自由基，而自由基正是造成老年人癡呆症的重要因素。

## 偏方名　紫菜燉鯽魚。

【食　材】鯽魚一條，紫菜五十克，薑、蔥適量。

【做　法】鯽魚先下鍋煎至半熟，然後加入清水適量，放入紫菜，悶蓋煮一個小時即可食用。

# 十一、五十肩——老中醫問診記

梅雨時節，有天王太太找上門來，說是麻煩老中醫看個急診。

原來，王太太肩膀痛，尤其到了晚上，肩膀會痛得讓人輾轉難眠。

王太太便說，一到下雨天，自己的肩膀就會突然變得很痛，痛得無法做家務。外公便繼續詢問肩膀疼痛的情況，王太太說，自己的肩膀，剛開始痛的時候，大多是陣痛式的隱痛，但是一到下雨天，肩膀就會出現連續性的陣痛或者劇痛，肩膀連拿東西都會發痛。

外公說，根據對王太太的經脈檢查，加上王太太所述病情，王太太是患了「五十肩」，也就是醫學上所講的肩周炎，主要是指老年人肩關節發生退化和病變的一種疾病。王太太得知自己患了肩周炎之後，很是擔憂。外公繼續詢問王太太的生活習慣和飲食規律，王太太說，自己的飲食倒是沒有什麼特別之處，主要是生活習慣問題，自己一直務農，經常要涉水，導致手腳和關節長時間泡在水裡，不知道與此有無關係。外公聽後，便說，由於王太太素體虛弱，加上外感水氣，導致寒邪入經、入骨，做農活又長期提重，因而得了肩周炎確實有可能。

於是，外公便向王太太推薦黑豆燉羊腩這一味偏方，還叮囑王太太要配合適當的肩周關節運動，以提升肩關節的活力。外公簡單地解釋道，讓王太太早晚將手適當上舉，做點肩關節來回運動。

王太太在隨後的日子裡，嚴格按照外公的吩咐，多吃黑豆燉羊腩，配合肩周運動，雙管齊下，使肩周炎得到了很好的改善，就算在下雨天也不發作了。

## 老中醫病理剖析

我們俗稱的「五十肩」，也就是醫學上所稱的「肩周炎」，是一種以肩關節疼痛和活動不便為主要病症的關節疾病。患者會出現肩關節呈陣發性疼痛，主要是因為天氣變化或體力勞動而引起病發，當病情加劇後，就會發展成持續性疼痛，白天疼痛稍輕，夜間疼痛嚴重，情況嚴重的患者甚至會失眠難睡，同時肩關節的活動靈活性會也受到限制，尤其當肩部受到牽拉時，疼痛尤為劇烈。

外公認為，肩周炎主要是因為經絡不通、血氣不暢所致，需要通經活絡，偏方是黑豆燉羊腩，羊腩肉質嬌嫩，適合老人家食用，而且性溫，可以補血養氣，而黑豆能夠祛風止痛，調和中氣，養腎補血，和羊肉配合使用，對於治療肩周炎有很好的輔助療效。同時，外公建議患有肩周炎的患者，可以在生活飲食上多吃例如山楂、絲瓜、羊肉、豬腰、核桃、韭菜、當歸等能夠調理氣血、舒經活絡的食物，多吃可以調理氣血，通經活脈，幫助患者緩解肩周炎病情。另外，杏仁、南瓜等食品富含維生素E，可以促進患者體內的血液迴圈，提升肩關節肌腱的供血能力，防止肌腱老化，對於防治肩周炎也有很好的功效。

另外，外公提醒，肩周炎患者不應該食用肥膩、高脂肪或者寒涼的食物，因為這些食物容易使關節變得強直、活動力降低，影響經絡運血能力，甚至會使關節脹痛酸軟而出現功能障礙，不利於經絡疏通，妨礙肩周炎治療。

**偏方名** 黑豆燉羊腩。

【食材】黑豆五十克，羊腩三百克。

【做法】羊腩先與生薑下鍋煮開，然後放入適量清水，加入黑豆，悶蓋煮一個小時，即可調味食用。

# 十二、尿道感染——

# 老中醫問診記

「哎呀！排尿不順暢啊，甚至感到灼熱、疼痛、全身無力啊！」黃阿姨臉紅說著。

老中醫：「可能患上了尿道感染！」

黃阿姨今年六十五歲，身體一向壯健，可是不知身體出了什麼毛病，最近老是覺得身體很累，腰酸背痛，起床都很吃力，做飯掃地等家務活更是力不從心。黃阿姨覺得未必無因，便前往外公家就診。

外公詢問黃阿姨身體不適的症狀，黃阿姨一開始說不出個所以然來，只是說全身乏力，沒有精神，在外公的引導下，黃阿姨總算說出了一個重點，那就是自己最近排尿不暢，有時候晚上還會出現低燒、頻尿、尿急、排尿吃力甚至尿痛等症狀。外公問黃阿姨是否有尿道結石等病史，黃阿姨說一直都沒有，就是最近才發現排尿困難和尿痛。外公說，黃阿姨可能是患上了尿道感染，於是建議黃阿姨試試紅棗鮮菊粥。

外公說，紅棗能夠養血補氣，適合中老年女性多加食用，鮮菊有利尿解毒、抗菌消炎的功效，和紅棗配合來吃，適合黃阿姨年老的體質。黃阿姨進一步問外公，既然是尿道感染，那要不要吃點消炎的藥或者打消炎針，外公說萬萬不可，主要是因為黃阿姨體質是陰陽虧損，本來就是寒涼體質，如果服食消炎藥，或者打消炎針，會進一步讓體質變差，使身體的抵抗力降低。因此，外公還是建議黃阿姨先從食療方做起，只要持之以恆，自然可以改善尿道感染的症狀。

黃阿姨便信任了外公，回家之後連續一個星期每天食用紅棗鮮菊粥，結果不到六天，情況大有好轉，精神好起來了，排尿順暢了，黃阿姨十分高興。

## 老中醫病理剖析

老年尿道感染有上尿路感染、腎盂腎炎、下尿路感染等多種，其中主要以腎盂腎炎、膀胱炎、增生性前列腺炎比較多見。患者一般會出現腰痛、頻尿、尿急和身體發熱等症狀。而且，尿道感染有急性和慢性之分，急性尿道感染，患者多會有高熱、寒戰、白細胞增高等症狀，而慢性感染的患者則比較容易疲倦、背痛、貧血、高血壓、膿尿、蛋白尿等。因此，當老年人出現頻尿、尿急等症狀，就可以配合上述表徵先自行判斷有無患上尿道感染的可能，以備及早處理，適當治療。

外公說，中醫認為，老年人尿道感染結合實際辨證有實證、虛證之分。實證，也就是醫學上的急性尿道感染，多因濕燥內蘊、腸胃不和所致，患者就要忌辣椒、油炸食品、忌煙酒等，以免助熱釀濕。可以多吃冬瓜、番茄和鮮菊花，因為冬瓜能夠消腫利水、清熱解毒；番茄含有豐富的維生素，可以抗菌清熱。如果是虛證，也就是慢性尿道感染，患者要注意少吃冰凍食品及梨等生冷食品，以免身體進一步虧虛，可以多吃偏方中的紅棗鮮菊粥，因為紅棗能夠益氣和中、養神生血、健脾益胃，對於寒性體虛有很好的溫補療效，而鮮菊花能夠清熱解毒、抗菌消炎，二者一同入膳，能夠改善排尿系統環境，調理尿道感染症。

同時，外公說，老年人最好選擇太極拳、木蘭拳等適合老年人增強體質的肢體運動，多加鍛鍊，努力做到動靜結合、勞逸適度，多參加書法、美術、棋藝等活動，也可以幫助老年人調神靜心。最重要的是，老年人應該不怕冷，不嫌累，加強衛生保健，經常清洗下身以防泌尿系統感染等疾病的出現。

**偏方名** 紅棗鮮菊粥。

【食材】紅棗二十克，鮮菊十克，白米一百克。

【做法】紅棗去核搗爛，鮮菊扳成小瓣，先將白米煮成稀粥，後加入紅棗泥和鮮菊瓣，再煮半小時即可食用。

## 十三、泌尿系統結石——

# 老中醫問診記

「排尿時非常疼痛，有時還發生便血現象！」老林一臉驚恐說著。

老中醫：「這是膀胱結石，飲食切忌動物蛋白，多吃高纖維食物。」

老林曾經有結石病史，兩年前到醫院做了手術，但是近來又出現了排尿不暢的苗頭，而且膀胱疼痛，老林很擔心，害怕結石再出現，還需要到醫院進行手術，便到了外公家就診。

外公問了老林的發病症狀，老林說自己曾經得過輸尿管結石，在輸尿管結石手術時，取出了七八顆的結石。外公給老林檢查了一下腹腔以下的位置，發現老林這次可能是腎結石。外公說，腎結石會比輸尿管結石要麻煩一些，而且影響也比較大，排尿時的尿痛也比之前的要劇烈一些。老林聽後趕緊詢問外公到底該如何治理。

外公給老林推薦了香煎鯽魚這味偏方。外公說，香煎鯽魚看似簡單，但是對尿道結石卻有很好的效果，尤其是老林現在的腎結石情況不算特別嚴重，還只是初期，雖然排尿的時候會感到難受，這主要是因為老林已年近六旬，腎臟功能稍有退化，加上結石的緣故，才會使臟腑受到感染而發炎，因此，外公叮囑老林每天多做香煎鯽魚來吃，相信能有效遏制腎結石的惡化。

於是，老林便按照外公的吩咐，一週吃幾次香煎鯽魚，結果兩個月以來都沒再出現排尿時尿痛的症狀。

## 老中醫病理剖析

中醫說：「通則不痛，痛則不通。」結石，就是其中一種因為脈絡結塊，導致內液所引起的常見頑固性疾病，具體是指人體內部的器官或部位形成石樣病理產物或結塊，難以排出體外，而沉著在人體腎臟、輸尿管、膽囊或膀胱等腔性器官的腔中形成固體塊狀物的一種疾病。

泌尿系統結石，又是結石症中最常見的一種，是腎、輸尿管、膀胱及尿道等部位結石的統稱，可能引起尿路梗阻和感染，對腎功能損害極大，尤其老年人在尿路長期梗阻及腎梗阻的時候，全身臟腑器官都會受到影響，嚴重者有可能危及老年人的生命健康，因此，老年泌尿系統結石是不容忽視的一種常見疾病。

偏方主要使用了鯽魚和豆腐，主要是因為鯽魚的脂肪多為不飽和脂肪酸，能夠降低體內形成結石的機率；豆腐含有豐富的鈣質，合適的補鈣能夠幫助老年人防止結石的產生，因為鯽魚和豆腐一同煮食，對於防治泌尿系統結石有很大的輔助療效。但由於有的結石是由鈣質沉著而成，因此，豆腐不宜多吃，老年人可以選擇單純的香煎鯽魚，或者一週食用一次左右。

另外，外公還提醒老年輸尿管結石症患者要注意多吃含有纖維量比較高的食物，因為食物纖維能夠有效降低尿液中鈣和草酸鹽的含量，可以預防和緩解泌尿系統結石的形成；要切忌少吃動物蛋白，因為動物蛋白是引起結石形成的一個重要因素。

**偏方名** 香煎鯽魚。

【食材】鯽魚一尾，豆腐三百克，菜心五十克，薑、蔥適量。

【做法】豆腐切塊，菜心切段，熱鍋下油，放入薑、蔥，將鯽魚煎至金黃色後，下調料酒和調味料，放入豆腐塊和菜心，灌入雞湯，慢火煮三十分鐘，至魚湯呈現乳白色，即可食用。

# 第二章

# 婦科疾病不用慌

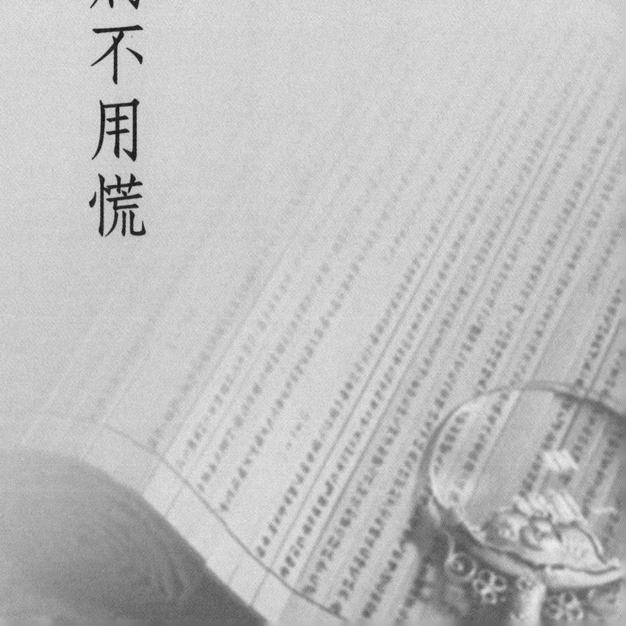

## 一、經期疼痛——

### 老中醫問診記

「月經來的那幾天，癱軟在床，痛到全身發冷，完全無法做任何事！」貝貝難過說著。

老中醫：「由於血脈不通才導致經痛。」

貝貝是剛剛大學畢業出來工作的女孩，她說自己從月經初潮開始便有痛經的問題，但由於以前讀書的時候，可以名正言順地拿痛經當藉口請假，於是便覺得沒有多大的影響，蹺課、請假正合己意，於是一直沒對痛經這個問題引起重視。直到大學畢業出來工作之後，食慾不振、四肢乏力、全身發冷的症狀，讓貝貝每個月得請幾天假，不但工資上有影響，最重要的是，嚴重影響了她在部門主管和同事心目中的地位，因此，貝貝便找到了外公看診。

外公給貝貝做了檢查，發現貝貝主要是由氣血不足、血不歸經所導致的痛經。於是外公給貝貝推薦了蜂蜜牛奶、核仁炒韭菜和生薑雞蛋茶三個偏方。外公說，韭菜清熱祛瘀，多吃能夠加速子宮內的瘀血外排，有助緩解痛經，而生薑雞蛋茶暖和子宮，避免宮寒，常食能夠改善痛經問題。而蜂蜜牛奶則是溫中補血，適合血氣不足而陰虛火旺的患者常食。外公還提醒貝貝，由於貝貝氣血不足，因此在飲食上更加要注意養血補腎，避免食用生冷食物，以防宮寒加劇。

貝貝按照外公的偏方吃了一個月的藥膳，在下一次來月經的時候，痛經狀況得到了很好的緩解，原本要請假的日子，現在只是稍感覺腰酸背痛，但還能繼續工作，貝貝真的很高興。

## 老中醫病理剖析

痛經，醫學上稱為經期疼痛，是指月經期間，下腹部、腰身出現經期疼痛，甚至引發肢體乏力、臉色蒼白、頭痛欲裂等症狀，而影響了正常活動，必須要藥物治療的一種女性疾病。

外公說，正常情況下，一般女性在經期來潮時都會有程度不同的輕度不適，但當經期疼痛嚴重影響正常活動，就是痛經了。週期性的月經疼痛是常見的並且發生於大多數月經週期。患者的一般症狀是，下腹絞痛，並伴有下背部疼痛、噁心、嘔吐、頭疼或腹瀉等情況出現。

對於痛經的病發機理，醫學上有很多說法，但痛經的主要原因是脈絡不通，血海瘀積，又或者血海空虛，氣結下行所致。核仁炒韭菜和生薑雞蛋茶，比較適合素體虛弱、血海空虛的痛經患者，因為生薑能夠驅寒溫宮，通經活絡，配合蛋白質豐富的雞蛋煮成茶，多飲用能夠溫中補氣，改善血海空虛的情況。核仁炒韭菜中，韭菜能夠散血解毒，核仁溫補，配合入膳，能夠養血補氣，清除血瘀。而蜂蜜牛奶，則特別適合血瘀不暢的痛經患者，主要是因為蜂蜜通經排毒，牛奶能夠補充蛋白質。

另外，從現代醫學的角度來講，韭菜含有豐富的鎂，而牛奶含有豐富的鉀。鉀對人體神經中樞的傳導、血液的凝固過程及人體所有細胞的機能都十分重要。它不僅能夠緩和情緒、抑制疼痛，而且更具有防止感染的功效，對減少月經期血量也具有一定功效。鎂則能夠幫助大腦中神經衝動傳導以及具有神經激素作用的活性物質維持正常水準。在月經後期，在鎂元素和鉀元素的共同作用下，女性的心理狀態會更加和諧，心理壓力和緊張情緒也都能得到緩解；更重要的是，腹痛程度也可以大大降低。

## 偏方一　蜂蜜牛乳。

【食　材】牛乳一杯、蜂蜜一勺。

【做　法】取熱牛乳一杯，加入一勺蜂蜜，攪拌均勻。每晚睡前喝一杯。

## 偏方二　核仁炒韭菜。

【食　材】韭菜一百克，核桃仁四十克。

【做　法】韭菜切段，核桃仁搗碎，熱鍋下油，先將核桃仁爆炒，然後再放入韭菜，待韭菜嫩熟，即可調味食用。

## 偏方三　生薑雞蛋茶。

【食　材】生薑五十克，紅棗六十克，雞蛋三顆。

【做　法】生薑成塊拍爛，紅棗去核拍爛，沸水中先加入生薑和紅棗，待紅棗和生薑出味之後，即可放入整顆雞蛋。待雞蛋煮熟後，剝掉外殼，再將雞蛋放回鍋中，沸煮半小時即可加入紅糖調味飲用。

## 二、經期不規律——

### 老中醫問診記

「月經週老是算不準，怎麼每次來的時間都不一定？還會出現心悸、劇痛等症狀。」

老中醫：「這是腎氣不足的關係，需要滋陰補血。」

小芳今年三十五歲，媽媽扶著小芳來找外公看診。外公一看，以為小芳患了什麼大病，臉色蒼白，嘴唇發青。媽媽說，小芳素有月經不調的病史，近來更是三個月沒來月經，這個月來了之後，發現痛經情況非常嚴重，而且出血量很少，整個人幾乎虛弱掉，便來找外公看診。

小芳說自己一直有月經不調的困擾，經期時而提前，時而延後，但是四個月前，做了人工流產，就一直沒有來月經，停了幾個月，直到這個月來了月經，卻疼痛得非常厲害。經期過程中，還出現心悸、頭暈、乏力、發冷等症狀。外公趕緊給小芳把脈、檢查，發現小芳氣血不足，腎陰虧虛，血瘀不暢，可能加上手術對子宮的傷害，引致氣血不暢，才會缺血心悸和子宮虛寒疼痛。由於小芳身體虛弱，外公建議小芳從飲食上多加調理。外公見小芳現在的樣子，便趕緊到廚房泡點枸杞水給小芳喝，小芳喝了枸杞水，稍作歇息，臉色才有所轉色。

外公跟小芳的母親說，小芳需要補足腎氣，滋陰補血，因此，在往後的日子裡，可以多給小芳做枸杞瘦肉湯或者枸杞紅棗茶，枸杞和紅棗能溫補氣血，瘦肉滋陰營養，又不會大補大燥對臟腑造成負擔，因此，小芳在飲食當中可以多加食用。

小芳按照外公的叮囑，在經期完了之後堅持每天泡枸杞水代茶飲，不出一個月，身體好了些，小芳的工作和生活都順利了不少。

## 老中醫病理剖析

經期不規律，也就是我們生活中俗稱的「月經不調」，是指女性在月經週期或出血量方面的異常狀況，經期總是提前或延後，或者是在月經來潮前、來潮期間的腹痛及腰酸背痛的症狀，是一種生活中常見的婦科疾病。月經不調，除了先天性的子宮功能異常之外，更多的原因是子宮器質性病變或功能異常，例如，如果患者曾經做過人工流產，得過子宮外孕或有卵巢腫瘤、子宮肌瘤等病史，都相對容易引起月經失調的疾病。月經不調的日常表現是月經期間經量時多時少，容易惡露不絕，質地稀稠，經期延續時間長；又或是月經週期不穩定，不正常，時而提前、時而延後等，患者多數伴有小腹脹痛，腰酸背痛，情緒不穩定，心悸氣短，甚至出現失眠等症狀。

外公認為，月經不調主要是因為氣血失調導致血氣蓄溢失常所致，也有很多女性是由於肝氣鬱滯或者腎氣虛衰，從而導致月經失調、不規律。因為肝氣鬱滯，疏泄失調，就會使腎氣閉藏失職，進而形成肝腎同病的局面。因此，外公強調，月經不調更要注重飲食調理，因為針對女人複雜的生理機構而言，過補、過燥容易引發血氣相沖，強烈的西藥又容易導致體虛血弱，而食療湯，既溫補健康，又能針對不同年齡的女性設定不同的湯水食材，比較適合不同類型的女性月經不調患者。

另外，外公還提醒，月經不調的女性在日常飲食中要多吃瘦肉、動物肝臟、烏雞、黑木耳等含鐵量比較豐富的食物，以防出現缺鐵性貧血。還可以多吃富含維生素C的食物，例如豆芽、番茄、土豆、玉米等，因為維生素C能夠促進機體的生血，提升鐵質的轉化。

**偏方一　枸杞瘦肉湯。**

【食材】枸杞五十克，瘦肉一百克。

【做法】將瘦肉切塊，枸杞先用水泡軟。待水煮開後，加入瘦肉塊、枸杞和適量的薑、蔥，煮半小時，即可調味食用。

**偏方二　枸杞紅棗茶。**

【食材】枸杞二十克，紅棗四十克。

【做法】紅棗去核拍爛，枸杞用水泡軟，將紅棗和枸杞放進沸水中，悶蓋半小時，即可代茶飲用。

## 三、經期錯亂——

### 老中醫問診記

「兩個月親戚都沒來，好像也沒什麼關係？」倩儀疑惑問著。

老中醫：「氣血不和、虛火稍有所致的經期錯亂，會造成臉上膿瘡和色斑，對身體有很大影響。」

不少女性會認為經期錯亂不是特別大的問題，只要不是懷孕，哪怕月經不怎麼來也無所謂，倩儀就是有這樣想法的女生。倩儀在兩個月前來了一次月經之後，兩個月一直沒來。倩儀對於月經來不來不大關心，可是面子確是大問題。倩儀慢慢發現，月經不來，經期不準的話，臉上就會爬滿膿瘡和痘痘，兩頰間還長了不少色斑，情況不容忽視，於是趕緊找外公看診。

外公給倩儀把脈，說倩儀是血海空虛、氣血不和所致的經期錯亂，這是一種疾病，不是簡單的身體症狀。但鑒於倩儀是二十出頭，加上虛火稍有旺盛，因此也不能進食大補養血的食材，因此，外公開給一帖偏方——桂圓雞蛋湯，做法簡單，溫中補血，不會過於燥熱，又能調經養氣，暢順血氣，建議倩儀可以多吃。

倩儀按照外公的偏方，連續喝了一週的桂圓雞蛋湯，月經就來了。自此，倩儀堅持在月經前後多喝桂圓雞蛋湯，漸漸地不僅經期準了，而且臉上的痘痘和色斑情況也有所改善。

## 老中醫病理剖析

經期錯亂，是女性月經不調的一種常見現象，多數由於發育不良、更年期內分泌失調、子宮內膜炎和子宮肌瘤等不同的內分泌紊亂或者人工流產、產後調理不當等因素引起，容易導致女性氣血兩虛，進而引發腰酸背痛，偏頭痛，小腹、乳房脹痛，臉色偏黃等症狀。

外公認為，月經錯亂，適合通過藥膳湯水來調理氣血、化瘀散結、補益沖任，不宜食用過量的藥物，應著重調理女性各臟器功能，平衡內分泌。偏方一的艾葉老母雞湯，能夠溫中補氣，養血安神，適合血海空虛、血不下行的血虛女性飲用，起到養血補氣的作用。偏方二的桂圓雞蛋湯，能夠養氣調息、通經活絡、補腎養肝，比較適合氣虛型的月經延後患者。而偏方三的山楂茶，清熱祛瘀、補而不燥、藥性溫和，比較適合血瘀型的月經延後患者。

偏方一　艾葉老母雞湯。

【食材】老母雞一隻，艾葉十五克。

【做法】將老母雞洗淨，切塊，同艾葉一起煮湯，分二至三次食用。

偏方一　桂圓雞蛋湯。

【食材】龍眼肉五十克，雞蛋一個。

【做法】先煮龍眼，半小時後打入雞蛋，共燉至熟，早晚各乙次，連服十天。

偏方一　山楂茶。

【食材】生山楂肉五十克，紅糖四十克。

【做法】先煮山楂去渣，放入紅糖，趁熱飲。

# 四、經期量過少——

## 老中醫問診記

「這幾次的量都很少，難道是生病了嗎？」

老中醫：「月經過少是體內血氣不足所致，常伴有四肢冰冷、頭暈目眩的症狀。」

一般而言，月經過多女性會十分重視，但是月經量少，卻很容易被人忽視，主要是因為，人們還沒發現月經過少對身體所造成的影響。東萍一直以來有月經過少的病症，大部分時間月經全部在兩天左右完成，出血量少，東萍以為這是個人體質問題，所以沒多加理會。直到上個月，東萍月經過少的影響終於出現了，她不僅四肢冰冷、頭暈目眩，更出現了心悸氣短的症狀，東萍覺得不對勁，便在朋友的介紹下，來了外公家問診。

外公給東萍把脈，發現東萍四肢冰冷的症狀比較嚴重，她還臉色發黃、嘴唇泛白，外公初步斷定東萍貧血氣滯。後來外公又詢問了東萍的飲食習慣。東萍說自己從事空姐工作，飲食和睡眠都不定時，除了下班休息在家隨便和朋友外出吃飯之外，上班的時候吃的多是飛機餐。外公便跟東萍說，四肢冰冷、頭昏目眩等症狀多由東萍的月經過少之症引起，而引起她月經量少的主要原因是體內血氣不足，簡單而言是飲食不定，營養攝入不足，導致血液迴圈遲緩，血不歸中。於是，外公開給益母燉蛋這個偏方，讓她每天晚上睡覺前喝一碗，然後馬上睡覺。平時儘量不要吃冰淇淋等生冷食物或者凍飲，衣服要穿夠、穿足，做好身體保暖，早休息，不熬夜，內調外治。

東萍按照外公的偏方服用了大概兩個月，月經量少的問題得到了很好的解決，現在月經週期基本上有三到四天，而且出血量正常，再沒有出現頭暈、心悸等問題了。

## 老中醫病理剖析

隨著女性社會地位的不斷提高，工作壓力增大，不少女性會認為月經量少，既省事又免得月經來潮的麻煩有礙工作，於是便對月經量少不加重視。其實，在月經來潮之前，子宮進入排卵期，雌激素會刺激子宮內膜增生變厚，在女性未受孕的情況下，增生的內膜會脫落出血形成月經。因此，如果女性經期的出血量偏少，表明子宮內膜增生得不夠厚，也就是體內雌激素水準低於正常水準。因此，月經量少，表明女性雌激素水準低或子宮發育不良，會對日後的懷孕造成嚴重影響，因此，月經過少不是一件小事，一定要引起重視。

那麼什麼是月經量少呢？其實，月經量少是指女性在月經週期基本正常的前提下，經量明顯偏少，點點滴滴、斷斷續續；或者是經期整個週期縮短到不到兩三天的時間，經量偏少，這兩種情況都屬於醫學上的「月經過少」。

外公認為，月經量少從中醫的角度上講主要是女性血氣不足、血不下行或者血瘀難泄所致。因此，外公建議月經過少的女性可以多服用益母草燉蛋。益母草，自古以來作為治療婦科疾病的專用良藥，性微寒，能通經入心、益肝明目，具有活血化瘀、清熱解毒的功效，同時能夠利水消腫，幫助子宮排出子宮內膜的血瘀。而從現代醫學的角度上講，益母草含有益母草鹼、水蘇鹼、益母草定等元素，這些元素都具有興奮子宮、利尿、興奮心臟、擴張血管、興奮呼吸、溶血、抗菌等作用，因此，將益母草和雞蛋同服，能收到補血活血、調經止痛、祛瘀生新、潤腸通便的功效，對於治療月經不調、痛經、血虛或瘀、閉經腹痛之症有很好的輔助療效。

**偏方名**　益母燉蛋。

【食　材】益母草三十克，雞蛋兩個。

【做　法】將益母草加水適量煎煮，去渣取汁，雞蛋打散，倒入益母草汁，放入適量冰糖，隔水燉熟，即可食用。

## 五、月經過多——

### 老中醫問診記

張太太產後身體一直不好，月經不調、經量過多的情況長達一年，而且每次經量過多，就會頭昏眼花。

最近臉上還爬滿了色斑，於是自行泡起枸杞茶，但情況就是不見好轉。

張太太說，由於枸杞一年四季皆可服用，因此自己長期將枸杞和貢菊、金銀花等一起泡茶，希望改善體質，利於睡眠，調節月經。可是不知道是不是枸杞吃多了，導致月經一直量過多，最近還老犯暈，一來月經的時候，腹脹、腹痛和頭暈使自己連照顧未滿周歲的女兒都覺得吃力。外公說，張太太屬於產後體虛、調理不足、血氣虧損型的患者，適合多吃枸杞，但並不適合將枸杞和金銀花、杭菊等一系列降壓清熱的食材同食。相反，張太太適合吃益氣和中、溫補氣血的食材，例如羊肉、烏雞和山藥、桂圓、紅棗等。於是外公給張太太推薦了枸杞燉羊肉這個偏方。外公說，根據中醫典籍記載，羊肉能夠補腎，枸杞可以養肝，將這兩種食物搭配在一起，配合清湯，細火慢燉，很適合張太太這種經期不調、經量過多的女性。

而且，張太太屬於血虛型的經量過多，主要由於產後調理不加、腎精不固、血海空虛所致，因此，多吃枸杞燉羊肉能夠補血養氣，有效緩解月經過多的問題。

於是，張太太便按照外公的偏方，長期在家中做枸杞燉羊肉，不出數月，張太太的月經量正常了，前後就五六天，量也不會過大，張太太的臉色開始變得紅潤，色斑也褪了不少。

## 老中醫病理剖析

外公說，月經過多，從現代醫學的角度上定義是指女性月經週期期間的月經量，長期多於八十毫升的一種疾病，因為正常女性每月的月經量應該在二十到六十毫升。如果月經量過多，女性容易出現貧血、暈眩等症狀，因此，月經量多要加以重視。

外公認為，從中醫的角度上講，月經過多有血熱蘊燥、氣虛血弱和血瘀停滯三種。血熱患者月經量多，主要是由於飲食辛燥、邪氣入體、七情過盛、鬱結化熱、燥擾沖任等因素所引起。氣虛型月經過多，則是因為患者多半血氣兩虛、勞倦過度、大病久病失血、損傷氣血、中氣不足等。而血瘀停滯型的患者，是因為氣滯以致血瘀，或經期產後惡露未盡，寒邪入身，還有就是在經期不禁房事，也會導致內停瘀血、血不歸經，從而月經量多。

偏方的主要食材是枸杞和羊肉，枸杞子具有滋腎潤肺的功效，對肝腎陰虧、虛癆精虧、腰膝酸軟、血虛萎黃、頭暈目眩等有明顯的調理效果。而羊肉能夠溫經補血，多用於血虛經寒所致的腹冷痛以及月經量少，能夠起到溫補緩解、調理氣血的作用。而且，羊肉含有豐富的蛋白質和維生素$B_1$、維生素$B_2$、維生素$B_6$，以及鐵、鋅、硒等對人體有益的元素，而且脂肪含量偏少，因此，氣虛體質的女性可以多加食用。

**偏方名** 枸杞燉羊肉。

【食　材】羊腿肉一千克，枸杞五十克，調料適量。

【做　法】羊肉焯水後切塊；熱鍋下油，放入羊肉和生薑，倒入少許料酒，翻炒後倒入枸杞子、清湯（兩千毫升左右）、食鹽、蔥，燒開，去浮沫，文火慢燉一個半個小時，等羊肉熟爛即可，吃肉喝湯。

## 六、白帶過多症——

## 老中醫問診記

小薇今年二十三歲，由於一直沒有健康的清潔意識，前陣子患上了白帶過多症。本來不是什麼大事，但是白帶的瘙癢和異味，卻對她的工作和生活造成了很大的影響。

工作中，小薇因為白帶過多的問題，總是忍不住上洗手間，而且自覺異味濃烈，很怕被同事發現。生活中，由於白帶過多一直解決不了，反反覆覆，導致與男友的性生活不正常，因而感情出現了隔閡。

於是，小薇便找朋友訴苦，朋友們推薦她到外公這邊看診，試試食療法。小薇本身並不大相信，但是聽到不用喝苦藥、吃西藥就能解決，就抱著嘗試的心態到外公家求診。

外公給小薇把脈，說小薇的白帶過多主要是由於飲食不節、脾胃虧虛、燥熱內蘊引起，意思是，小薇吃了燥熱上火的東西，脾胃消化不了，肝臟排毒不及時，導致濕毒下行，而本身小薇的抗菌力不強，便出現了白帶過多的問題。

外公給小薇推薦了薏米山藥粥和茯苓綠豆粥兩個偏方，由於小薇脾胃不好，外公還是推薦小薇多吃薏米山藥粥，因為山藥能夠健脾開胃、滋養腸胃，對小薇的脾胃大有好處。

小薇在接下來的七八天時間，每天晚上都吃一碗薏米山藥粥，結果白帶過多的問題便解決了，從此工作不再受到影響，和男友的感情也重回正軌。

## 老中醫病理剖析

白帶過多，是指女性的陰道和外陰道的分泌物量過多的一種疾病，當陰道分泌物不斷增多，持續不斷，伴有異味、質地變得黏稠，像豆腐渣的時候，我們就稱之為「白帶過多」。一般情況下，女性的陰道和外陰道都會有分泌物滲出，以保持陰道的濕潤度，這些分泌物在醫學上被稱為白帶。但是白帶的分泌有生理性和病理性兩種。病理性的白帶分泌，會使女性的陰道或外陰道感覺不適，伴有瘙癢感，同時白帶會有異物，進而影響女性的工作和生活。

外公說，雖說「白帶過多」字眼上側重在「量」上，但是，判斷白帶是否過多，卻不能單純地從「量」上判斷，因為醫學上對「白帶過多」的分辨，主要是通過白帶的顏色、質、量、臭味及症狀等元素作分析的。生理性的白帶分泌，是由陰道黏膜滲出物、宮頸腺體及子宮內膜腺體分泌物混合而成，包含一些陰道上皮脫落細胞、白細胞和一些非致病性細菌。這種陰道排液的質與量是伴隨月經週期出現的，月經前後，都有可能出現明顯的生理性白帶分泌，在月經期完結後，陰道排液就會減少，白帶顏色是乳白色或無色透明，略帶腥味或無味。但如果白帶質地濃稠，顏色偏黃綠色，有異味，狀似豆腐渣，患者伴有內外陰瘙癢，那麼這種白帶分泌就屬於病理性的白帶。

外公認為，白帶過多主要是由於患者虛寒或濕熱所引起。脾腎相虛會導致患者素體虛寒，從而導致白帶分泌異常，因此患者不要食用生冷的瓜果，例如西瓜、黃瓜、涼瓜等，少喝凍飲。而肝脾不和則容易導致濕熱，患者要多注重健脾養肝，最好多以清淡飲食為主，少吃肥膩和燥熱大補的食物，儘量減輕脾胃的負擔，同時緩解肝臟排毒的負擔。

## 偏方一　薏米山藥粥。

【食材】薏米二十五克，山藥一百克，白米一百五十克。

【做法】薏米先用水泡軟，山藥切成粒狀，將白米煮成稀粥後，加入山藥和薏米，煮一個小時，即可調味食用。

## 偏方二　茯苓綠豆粥。

【食材】茯苓五十克，綠豆三十克，白米一百五十克。

【做法】用適量清水下鍋，煮沸後加入茯苓，煎液取汁，用茯苓汁和白米煮成稀粥，後加入綠豆，煮至綠豆熟爛，即可調味食用。

# 七、預防乳腺癌——

## 老中醫問診記

程小姐急著找外公，說擔心乳腺癌有遺傳，希望求教預防乳腺癌的偏方。「姐姐曾經患有乳腺癌，並將一邊的乳房摘除！」目睹姐姐病情的程小姐很是擔憂。

外公問程小姐進一步的細節，程小姐說，姐姐去年無意中發現左乳有一花生米大小的腫塊，由於當時一直沒有任何不適的感覺，因此沒有引起重視。直到今年，乳房的腫塊逐漸增大，已經到了一摸乳房就能摸到的地步了，姐姐才不得不到醫院進行檢查，結果確診患上了乳腺癌。程小姐也到醫院做了檢查，暫時並無發現。但由於程小姐認定姐姐的乳腺癌來勢洶洶，害怕自己也有相同基因，於是想採取預防手段，以策萬全。

外公首先勸程小姐不必過分擔心，外公說，乳腺癌的病發主要是和患者的日常飲食和作息有關，只要飲食均衡，維持健康，就是一種預防乳腺癌的重要措施。另外，如果想要多加小心，加強預防力度，推薦可以多喝花椒雞蓉湯、干貝豆腐湯和灌腸湯等，因為這三味食療方都有益氣扶正、祛瘀補血的功效，可以很好地預防女性乳腺癌的發生。

## 老中醫病理剖析

乳腺癌嚴重影響現代女性的健康,而且愈發成為一種常見疾病,據醫學統計,有很大一部分乳腺癌患者的得病和日常飲食習慣有非常大的關係,因此,外公認為,合宜的飲食習慣,對於預防乳腺癌有極大的功效,同時,適當的食療藥膳對治療乳腺癌也有一定的輔助療效。

因為良好的營養吸收和均衡攝入,有利於乳房的正常發育和形態發展,調查顯示,如果女性堅持多吃低脂乳製品,就可以降低更年期期間患上乳腺癌的機率。干貝豆腐湯具有滋陰補氣的功效,有助於增強飲食營養,適用于內熱陰虛的乳腺癌患者;灌腸湯可以止瀉健脾,促進食慾,有助於女性的營養攝入;而滋陰花椒雞蓉湯,具有益氣扶正、養血滋陰的功效,對於氣虧血虛以及伴有發熱症狀的中晚期乳腺癌患者,有比較明顯的輔助療效。

### 偏方一　花椒雞蓉湯。

【食　材】花椒五十克,雞肉三百克,當歸適量。

【做　法】提前一天將五十克左右的花椒浸泡,浸泡後,用清水將花椒煮半個小時,再加入切片的雞肉和適量的當歸,將雞肉燉熟後即可飲用。

## 偏方二　干貝豆腐湯。

【食　材】干貝五十克，銀耳十克，豆腐三百克。

【做　法】先將干貝蒸熟，銀耳用水泡開，豆腐攪成泥狀，再和雞茸一同放盤中，加入蛋清、澱粉、鹽等拌勻，將青菜汁倒入茸中拌勻。再將材料放入籠中蒸熟倒入雞湯，每天早晚各食用一次。

## 偏方三　豬腸湯。

【食　材】豬腸五百克，山藥、茯苓各五十克，蓮子、薏苡仁各三十克。

【做　法】將豬腸洗去油脂，用沸水燙洗後放入鍋內，加入山藥、茯苓大火煮二十分鐘，之後加入浸泡過的蓮子和薏苡仁，再用小火煮至豬腸爛熟，加少許鹽，即可食用。

# 八、女性不孕症——

## 老中醫問診記

方小姐是企業高級管理人員，工作壓力大，飲食不定時、應酬多，身體狀況一直不佳。三十二歲時和丈夫結婚，礙於家庭壓力，肚皮偏偏不爭氣，老是無法受孕。

外公替方小姐診斷，檢查了方小姐的身體情況，發現方小姐身體並無大礙，氣血充盈，按理來說自然懷孕應該是沒有太大問題，於是外公便從方小姐的飲食和生活習慣入手研究。方小姐說自己事業也稍有成就，之前老是長期熬夜，害怕自己身體不行，於是婚後一直加強進補，希望能早日懷孕。外公便給方小姐把了個脈，發現方小姐需要滋陰補腎，但是絕不至於不孕症。於是外公便跟方小姐說，懷孕，是生理和心理的共同成果，能否自然懷孕涉及夫妻雙方的情緒狀況，此外方小姐過分進補，會給脾胃造成壓力，若一熬夜，疏泄不及，則可能造成燥熱內蘊，阻礙經脈，進而影響受孕。於是外公給方小姐推薦了蓯蓉燉羊肉等六個偏方，溫而不燥。

半年後，方小姐告訴外公已成功懷孕了，很感激外公的偏方，外公說，希望方小姐以後也要留意均衡飲食的觀念，不要過補，不能過燥，否則可能會適得其反。

## 老中醫病理剖析

女性不孕症，是指男女雙方在無避孕的前提下，一年期間性生活正常，而女方卻毫無懷孕跡象的情況。女性不孕症，在現今社會中愈發多見，外公認為主要是和工作壓力、飲食習慣和身體調理有關。外公說，由於不孕多是由於腎氣虧虛，體質虛弱，稟賦不足，或房事不慎、勞傷，損傷了腎精所致。因為女性以脾為後天之本，精血生化之源，但隨著女性社會地位的不斷提升，飲食習慣更加多元化和「速食化」，飲食不節導致女性營養攝入不均衡，脾虛則生化無源從而導致不孕症的。同時，女性工作壓力不斷增大，熬夜等現象時有發生，而女性以肝為先天之本，肝藏血，主疏泄，熬夜、壓力和飲食不匹配，導致肝鬱氣滯，就會使女性難以懷孕。因此，從中醫的角度，治理不孕症，首先要安五臟、通氣血，而後再調經養息，方能成功孕育。

六個偏方所使用的主要食材是枸杞、羊肉、熟地、肉蓯蓉和冬蟲夏草、薏米等，屬於對女性身體有益、熱量不高、容易消化的食材。外公認為，氣血乃人體之本，女性之所以會出現不孕症的情況，主要是因為氣血不和、臟腑不睦，因此，外公建議不孕症的女性患者首先要從日常飲食進行調理。要注意營養和飲食的均衡，注重蛋白質、維生素和葉酸的吸收，不要偏食，少吃含有咖啡因的食物，因為咖啡因會影響下視丘的功能，使子宮出現排卵障礙，因此，茶、咖啡、可樂、巧克力等都應該儘量少食用。特別要注意的是，最好少吃胡蘿蔔。因為多吃胡蘿蔔會抑制卵巢排卵，影響受孕，還可能破壞月經規律，抑制卵子的生成，不利於受孕。

**偏方一　茄醬枸杞肉丁。**

【食　材】豬肉二百五十克，枸杞十五克，番茄醬五十克。

【做　法】肉切成小丁，用刀背拍鬆，加酒、鹽、濕澱粉拌勻，醃製十五分鐘後，拌上澱粉或炸粉，用六七成熱的油略炸後撈出。枸杞磨成漿調入番茄醬、糖、白醋，成酸甜滷汁後放入肉丁拌勻即可。

**偏方二　蟲草雞。**

【食　材】冬蟲夏草十克，老母雞一隻，薑、蔥、胡椒粉、食鹽、黃酒適量。

【做　法】將冬蟲夏草與蔥、薑塞進雞腹中，放入罐內注入清湯，加鹽、胡椒粉、黃酒，上籠蒸一個小半時後取掉薑、蔥，加入鹽調味即可。

偏方三　扁豆薏米粥。

【食材】薏米三十克，炒扁豆十五克，山楂十五克，淮山藥五十克。

【做法】扁豆爆炒至發香，山楂切丁，將薏米、炒扁豆、山楂和淮山藥一同放入鍋中，加入清水適量，煮一個半小時即可調味飲用。

偏方四　酒泡蝦。

【食材】米酒適量，海蝦二百五十克，薑、蔥適量。

【做法】海蝦洗淨去殼，放入米酒浸泡十分鐘。香油入熱鍋中燒沸後加蔥花、薑片爆鍋，然後放入海蝦、少許鹽，炒熟即可。

## 偏方五　枸杞湯。

【食　材】豬肉二百五十克，枸杞十五克。

【做　法】肉與枸杞同時加入適量清水燉湯，再放入食鹽即可食用。

## 偏方六　蓯蓉燉羊肉。

【食　材】蓯蓉十克，羊肉二百五十克，生薑適量。

【做　法】將生薑和肉蓯蓉放入鍋中煮至水沸，加入整塊羊肉，燉煮一個半小時，待羊肉爛熟，即可調味食用。上桌前將羊肉切片，放回湯中。

## 九、貧血症——

# 老中醫問診記

華先生有一天扶著妻子找老中醫。

華先生是隔壁鄰居，外公一開門，見華太太神色不佳，臉色蒼白如灰，便趕緊讓華先生抱華太太先到沙發坐下歇息。

華先生說妻子在家幾乎昏厥，聽到「昏厥」二字，外公自然心頭一緊，趕緊替華太太把脈，發現華太太手腳冰寒，脈搏細弱，很不穩定，便開口詢問華先生緣由。華先生說，太太患有輕微的地中海貧血，去年曾經小產過，當時因為肝功能不好，還在小產後輸血近八百毫升，才得以穩住心脈。小產後，華太太老是蹲下去站起來就覺得頭暈、彎下身子也會說偏頭痛，平日畏寒怕冷，四肢頗是冰冷。剛好這幾天，太太來了月經，就經常心悸發作，有時候晚上還說呼吸困難。

華先生還說，平時也有給太太買養血補氣的食材，例如鹿茸、人參等東西都沒少吃，可是情況就是不見好轉，跑過不少醫院，也是治標不治本。

外公說，吃人參、鹿茸而不見其效，主要是因為華太太的貧血不在於氣血兩虛，而在於濕熱內蘊，肝功能不好，疏泄不及，導致熱毒內蘊，擾亂精血，使之氣血不順。所以針對華太太的體質，單純的補血養氣是不夠的，還要疏肝理氣，祛濕去燥才能根治。

於是，外公便開給華先生三道方子，分別是黃精瘦肉湯、菠菜炒豬肝和香菇菜心。其中以菠菜炒豬肝最為適合，主要是因為菠菜有通經潤腸、疏通經絡的功能，還能清熱解毒，有助於疏通華太太體內的濕毒。

華太太連續3個月食用菠菜炒豬肝和黃精瘦肉湯，臉色大有好轉，不會老是蹲下去站起來就覺得頭痛、頭暈，也沒有了月經期間的心悸氣短和頭暈頭痛症狀。

## 老中醫病理剖析

貧血是女性疾病中比較常見的一種疾病，從中醫的角度來講，女性貧血的原因較多，根據不同的病理可以分別採用清熱利濕、益氣養血、益氣養血兼清濕熱、補益氣血、活血祛瘀、溫腎助陽、祛寒除濕等治療方法進行調理，分辨分治，但整體上以養心護肝為大原則。小便色深、平日四肢乏力、氣短、頭暈、心悸、唇甲色淡、經常腰背酸痛的患者，多為濕熱內蘊型貧血，需要祛濕溫補。臉色蒼白、四肢乏力、精神萎靡不振則多為氣血兩虛型，需要滋陰補腎、養氣益血。

如果患者面色蒼白、頭暈乏力、夜頻尿多、肢體冰冷、腰背酸痛的，則是腎虛寒凝型貧血，需要補腎益氣、驅除蘊寒。而患者出現眼白輕度發黃，小便色深、面色黧黑，肢體容易疼痛或腹痛則需要扶正中氣，祛瘀化濕。

偏方一中採用了瘦肉和黃精作為主要原料，瘦肉性溫，含有豐富的營養，黃精能夠養肝明目，益血養氣，適合缺鐵性貧血患者食用。偏方二和偏方三的主要材料是菠菜、豬肝和菜心。香菇和菜心含有豐富的礦物質，能夠加速女性體內的新陳代謝，增強細胞造血功能，建議貧血的女性至少一週吃兩次為佳。而豬肝含有豐富的鐵質，配合健脾益胃的菠菜，有利於幫助氣血不足的女性生血養血、調養氣血、暢通腸道，改善肝臟排毒的功能。

同時，外公提醒，氣血不足的女性在日常飲食中一定要多加補鐵，最好多吃紅棗、葡萄、水蜜桃、桂圓等溫補的蔬果，多吃動物內臟、骨髓、豬肝、木耳、紫菜等食物。

## 偏方一　黃精瘦肉湯。

【食　材】黃精十五克,瘦肉一百克,薑、蔥適量。

【做　法】瘦肉切片,和生薑、黃精一同放入鍋中,煮一個小時,加入適量蔥,即可調味食用。

## 偏方二　菠菜炒豬肝。

【食　材】菠菜一百克,豬肝二百五十克,薑、蔥適量。

【做　法】菠菜切段,豬肝切片,將生薑下鍋,熱油爆炒豬肝後加入菠菜,至菠菜嫩熟,即可放入蔥段和適量調味料食用。

## 偏方三　香菇菜心。

【食　材】菜心二百五十克,香菇五十克,蒜蓉少許,蠔油少許。

【做　法】香菇和菜心分別燙熟,香菇切成細絲,熱鍋下油,放入蒜蓉適量,清炒菜心後加入香菇絲,放入適量蠔油即可調味食用。

# 十、女性便秘——

## 老中醫問診記

「老是便祕怎麼辦？通腸劑、軟便劑有效嗎？」

瑤瑤近來排便困難，導致胃口不好、食慾不振，嘗試各種方法都無法解決腸胃問題。

剛開始瑤瑤也沒有多加重視，直到工作過程中腹脹、疼痛，想排便卻很費力，才引起瑤瑤的重視。瑤瑤去藥房買了治療便秘的茶包，結果一喝便秘茶就嚴重的上吐下瀉，於是便找外公看診。

剛開始，瑤瑤是想讓外公幫忙止腹瀉的，可是外公給瑤瑤把脈，發現瑤瑤的脈象並不是脾胃虛弱導致腹瀉的脈象。於是瑤瑤便說，自己最近患上了便秘，便喝了點便秘茶，才弄得上吐下瀉的。

外公點頭說，瑤瑤現在的身體狀況是髒脾虧虛、腸道乾燥、濕毒內蘊導致的便秘，喝便秘茶只能幫助瑤瑤清除腸道的宿便，但卻損傷瑤瑤的脾胃，導致虧虛加劇。

因此，外公推薦瑤瑤可以做涼拌菠菜或者豆芽大白菜吃。因為菠菜有滋陰養氣、潤滑腸道的功效，幫助排便的同時不會對臟腑造成傷害，特別適合瑤瑤的體質。同時，豆芽大白菜這個偏方，由於大白菜能夠清熱解毒，因此可以幫助瑤瑤祛除熱毒，另外豆芽含有高纖維，能幫助清除腸道宿便，對於治療便秘有很好的輔助效果。

於是瑤瑤便按照外公的吩咐，先吃涼拌菠菜，後吃豆芽大白菜，大概兩週時間，瑤瑤給外公打電話說，現在自己排便通暢了，感覺身體輕鬆了很多，氣息也順暢了，臉色也沒那麼暗黃，很感謝外公的偏方。外公還提醒瑤瑤要謹記健康飲食，養成定時排便的良好習慣。

## 老中醫病理剖析

便秘，是指排便次數減少，糞便量減少，排便費力，或者排便週期變長的一種常見病症，而且女性便秘的病發率遠高於男性。因此，隨著生活水準的不斷提高，大家對女性便秘的關注度不斷提高。

外公認為，由於女性的抗壓力相對男性而言較低一些，加上工作壓力不斷增大，運動量減少，還有飲食膳食搭配不盡合理，導致女性體內的油脂吸收不足，使女性便秘病發率有不斷增高和年輕化的趨勢。至於飲食對便秘的影響，外公認為是隱蔽而深遠的，一旦女性在日常飲食中長期缺乏粗纖維性食物，會使女性的腹肌和盆腔肌張力不足，容易造成腸道的推便力不足，進而使糞便難以排出體外。還有一種成因特殊但出現機率比較高的便秘形成，那就是女性的產後便秘。因為女性生產之後胃腸功能會減低，蠕動將變得緩慢，腸內容物停留過久，水分被過度吸收，加上懷孕期間，女性體內的腹壁和盆腔肌肉的收縮力量不足，懷孕期間和生產之後飲食過於精細，缺乏纖維素，因而造成了產後便秘的出現。

菠菜能夠潤滑腸道，減少糞便外排的阻力。大豆也含有豐富的膳食纖維，能夠促進腸道蠕動；白菜則含有比較多的食用粗纖維，還能清熱解毒，通便潤腸，因此以上兩款清涼菜式，能夠有利於排便，緩解女性便秘的困擾。

## 偏方一　菠菜蒜蓉拌。

【食　材】菠菜一百五十克，蒜蓉適量。

【做　法】菠菜燙水，稍微煨熟後切成段，加入香油、蒜蓉、麻油等攪拌即可調味食用。

## 偏方二　豆芽清炒白菜絲。

【食　材】豆芽一百克，大白菜一百五十克。

【做　法】將大白菜切成絲，和豆芽一同放進鍋中爆炒，至豆芽和大白菜嫩熟，即可加入香油，調味食用。

## 十一、習慣性流產——
## 老中醫問診記

「沒想到這次還是流掉了！」萬小姐難過的說著，眼淚就止不住地流了下來。陪在一旁的先生也不知該如何安慰，只好緊緊握住她的手。

萬小姐由於素體虛弱，已經前後流產了兩次，都是在未足三個月的時候流產的，但是每當流產之後，萬小姐又急於求成，便加強進補，希望能再次懷孕，結果，萬小姐第三次流產，丈夫和萬小姐開始覺得這可能是一種習慣性流產，不知道到底身體哪裡出了毛病，於是找到外公，希望外公給自己看診，指出病因在哪裡。

外公給萬小姐把脈，發現萬小姐屬於中氣不足、血不歸中的體質，自然是難保胎兒健全。萬小姐和丈夫一聽，很是擔心，趕緊詢問情況。外公解釋道，由於萬小姐血氣不足、脾胃不和，導致營養和血液難以完全滿足胎兒發育的要求。加上多次流產，子宮虧虛、腎精不固，以至於出現習慣性流產的症狀。

外公介紹給萬小姐三個中藥偏方，主要是從固本培元下手，先扶正中氣，調理血氣，再圖懷孕。另外，外公叮囑萬小姐，要給身體康復和協調的時間，不要在一次流產之後，過分進補，急於求成，因為流產之後，身體虛弱，如果過分進補會難以消化，增加脾胃的負擔，反而達到了相反的效果。外公說，想要成功懷孕，最好是調整心態，配合均衡的飲食，不挑吃即可，可以適當地增加營養攝入，吃點優質蛋白質，但不要過燥、過補，因為萬小姐有點虛不受補。

萬小姐謹記外公的叮囑，常服藥膳，並且注意調整心態，不刻意追求懷孕，結果在兩年之後，萬小姐成功產下了一名女嬰，雖然女嬰出生體重並不重，僅有兩千八百克，但是身體狀況良好，讓萬小姐放下了心頭大石。

## 老中醫病理剖析

習慣性流產是指女性自然流產次數多，懷孕生產難度增加的一種疾病。從中醫的角度上講，主要是由於腎氣不足、陰虛內熱或者房事不節，肝氣鬱結致沖任二脈受損，胎元失養所致。

外公認為，要改善習慣性流產女性的體質，首先應該從飲食調理、強身健體、固本培元做起。要多注意選食如各種蔬菜、水果、豆類、蛋類、肉類等富含各種維生素及微量元素又易於消化的食品。胃腸虛寒的女性，要避免食用如綠豆、白木耳、蓮子等性味寒涼的食品；

體質陰虛火旺的女性，則要少吃雄雞、牛肉、狗肉、鯉魚等易使人上火的食品。要養成良好的生活習慣，作息要有規律，最好每日保證睡夠八小時，並適當活動。很多孕婦認為多睡有益，因此過於貪睡，但對於自然性流產次數多的婦女而言，逸則氣滯，導致難產，勞則氣衰，導致傷胎流產。

同時，外公提醒有習慣性流產病史的女性，不要急於求成，有的患者在流產後，急於懷孕，導致房事過頻，這樣反而有礙成功懷孕。患者一定要慎房事，因為對有自然流產史的孕婦來說，妊娠三個月以內、七個月以後應避免房事，這樣，才能更好保胎，防止習慣性流產。

## 偏方一　黃芪粳米粥。

【食　材】黃芪三十克，粳米一百克，陳皮、紅糖少許。

【做　法】黃芪煎水去渣，取其汁，將粳米放進黃芪汁中，加入適量清水，共煮成粥，待熟後加陳皮末少量，稍煮幾分鐘，再加入紅糖適量調味即可。每日一劑，建議連續食用五到七天。

## 偏方二　益母草甜湯。

【食　材】益母草六十克，紅糖適量。

【做　法】以益母草煎湯，煮好後加入適量紅糖，切忌熱服。每日一劑，建議連服五到七天。

## 偏方三　老母雞燉甲魚。

【食　材】甲魚（鱉）一隻，老母雞一隻，紅棗、生薑適量。

【做　法】甲魚（鱉）切塊，老母雞整隻洗乾淨，往鍋中放入適量清水，加入生薑和紅棗適量，放入老母雞和甲魚塊，燉煮兩個小時，即可調味食用。

# 十二、產後奶水不足——

## 老中醫問診記

「想要親自餵孩子母乳，可是奶水不足怎麼辦？」

老中醫：「母乳不足可能是心理壓力所造成，可用食療改善。」

「老客戶」萬小姐曾經尋求治療習慣性流產的經驗，產下女嬰之後，卻因為身體虛弱，一直奶水不足。女嬰本身體重較輕，萬小姐對由於自己母乳不足，導致孩子要吃奶粉非常在意，一直埋怨自己的身子不爭氣，久而久之患上了產後憂鬱症。丈夫見狀，趕緊帶著妻女來找外公看診。丈夫說是想要治療萬小姐的產後憂鬱症，可是外公覺得萬小姐主要是心結，多是由於自身母乳不足所背負的心理壓力造成的。於是外公還是建議萬小姐從食療做起，多喝讓奶水充盈的湯膳，改善了乳汁問題，便會使萬小姐重拾信心，進而改善產後憂鬱症的問題。

外公跟萬小姐的丈夫詳細說明了花生豬蹄湯的功用，叮囑丈夫多給妻子準備這款湯膳，一方面能讓萬小姐奶水補足，而另一方面，外公提醒萬小姐，不要因為母乳不足而有心理壓力，更加不要因為母乳不足就不讓孩子吮吸乳頭。外公說，很多時候，母親因為身體狀況不同，有出現乳腺閉塞的，讓孩子多接觸乳頭，不但能緩解乳腺閉塞的狀況，同時還可以借助孩子的嘴巴按摩乳頭，促進乳頭血液迴圈，進而改善母乳不足的情況。

於是，在接下來的一個多星期裡，萬小姐堅持每天都喝花生豬蹄湯，母乳情況有了很好的改善，加之她聽取了外公關於讓孩子多接觸、多吮吸乳頭的建議，僅僅兩個星期的時間，萬小姐的乳汁已經基本上能夠維持孩子的日常食用需要了，只需晚上稍微餵點奶粉即可。萬小姐笑顏逐開，憂鬱症也不治而癒。

## 老中醫病理剖析

產後乳水不足，是指女性在產後哺乳期內乳汁分泌的量過少，難出乳汁的一種病症。通常表現為女性生產後連續三天的乳汁分泌都極少，甚至一滴乳汁都沒有，或是乳汁剛開始餵哺的時候乳汁正常，但是受了驚嚇、刺激或發生病狀後，開始沒有乳汁分泌等現象。

偏方中的豬蹄含有豐富的蛋白質、脂肪和碳水化合物，能夠加速體內的新陳代謝，對於哺乳期婦女能起到催乳和美容的雙重作用，能通乳脈，去寒熱。還適宜四肢乏力、兩腿抽筋、麻木、消化道出血及缺血性腦病的患者多加食用。而花生含有豐富的蛋白質、不飽和脂肪酸和維生素E、菸鹼酸（維生素$B_3$）等營養元素，能增強記憶力、醒脾健胃、潤肺化痰、滋養調氣、清咽止咳、抗老化和止血。

另外，外公提醒奶水不足的新媽媽，不要因為懼怕疼痛，或者抱著自暴自棄的心態，認為自己奶水不夠，寶寶喝了也喝不飽之類的想法，進而減少對寶寶母乳喂哺的恆心。因為媽媽的奶水越少，反而更應該增加寶寶吮吸的次數。一來，奶水不足的媽媽可以以少吃多餐的形式，確保寶寶能夠吃到足夠的母乳；二來由於寶寶吮吸的力量較大，可以借助寶寶的嘴巴按摩乳暈，從而促進乳脈的暢通。

外公還說，乳水不足的女性在飲食中特別應該多吃肉類、魚類、鴨蛋和豆製品，將有利於促進乳汁的分泌，注意增加蛋白質和鈣的吸收。因為女性產後脾胃不和，食用過於大補肥膩的食物，會使產後女性營養吸收困難，因此可以多吃海藻、優酪乳、青菜和小魚等鈣質豐富的食物做日常飲食調理。

**偏方名** 花生豬蹄湯。

【食 材】豬蹄一隻，花生仁五十克，鹽、薑、蔥、米酒等調料適量。

【做 法】蔥切段，薑切片，豬蹄剁塊，川燙撇淨血水後備用。將豬蹄塊、花生仁、薑片、蔥段下鍋熱炒，然後再放入適量的水，先以中火煮沸，繼而轉用小火續煮兩個小時左右，直到湯略濃稠後，再加鹽調味即可。

## 十三、女性偏頭痛——

### 老中醫問診記

「經常感到頭痛，可是明明睡眠足夠了啊！」

老中醫：「這是由於肝血虧虛，無力養肝所致，可藉由食療補血養氣。」

華太太曾經是外公的病人，主要是因為肝功能不好、疏泄不及導致體內濕毒內蘊，造成血氣不暢而老覺得眩暈。經過一輪調理之後，華太太的血氣運行有所改善，但是這陣子她又來找外公了。

華太太說，自從吃過外公的偏方之後，原本的眩暈已經得到了很好的改善。可是最近卻老是頭痛。剛開始頭痛的時候，華太太以為自己是睡眠不足所致，於是便每天晚上不到十點半就上床睡覺，一睡就是七八個小時，可是第二天醒來，還是會隱隱出現頭痛的現象。後來，華太太也進行了調理，以為自己是燥熱所致，也飲用了不少清熱去燥的涼湯，可涼湯喝下去不但沒有緩解頭痛，反而加重了病情，使頭痛更加劇烈。華太太百思不得其解，便來找外公。

外公說，華太太一直肝臟不好，肝血虧虛，無力養肝，使肝臟出現疏泄不及、疏泄不暢的情況，導致體內血虛生風，風生而上衝，故出現頭痛的跡象。外公給華太太介紹甲魚燉白鴿這個偏方，剛好適合華太太需要養肝和血的身體特質。外公說，甲魚能夠補血養氣、清肝明目，而白鴿能溫中養氣，二者配合入藥，加入適量的枸杞，能夠很好地緩解華太太因為肝不好而出現的頭痛病症。

華太太自然是十分信賴外公，便在往後的日子裡，一週做三次甲魚燉白鴿，這道湯味道鮮甜，華太太十分愛喝，結果一個月過後，華太太的頭痛幾乎消失了。

## 老中醫病理剖析

現代醫學認為，頭痛與腦興奮性增高、血小板功能異常、精神介質異常等因素有關，其中患者體內鎂離子的缺失或者含量偏低，也對頭痛的影響很大。從中醫的角度來講，外公認為肝陰血不足為女性偏頭痛的主要原因。因為肝是體陰用陽的臟腑，肝血足且肝氣條順，就能藏血[編按]，是為體陰；在藏血的基礎上肝臟疏泄得宜，沒有疏泄過度也無肝氣鬱結，是謂用陽。

---

【編按】藏血是指肝臟和血液的調節、儲存與運輸循環息息相關，如同人體的「血庫」，可以貯藏、調節血液，供給人體活動所需，唯有肝功能正常，身體各部位才能正常健康運行。

然而，肝臟本身的疏泄功能旺盛，如果體內缺乏陰血涵養，就容易導致體內津液氣血升散過度，變生內風；又或者肝血虧虛，無力養肝，會使肝臟出現疏泄不足、疏泄不暢的情況，也會血虛生風。內風藏於肝後隨血液迴圈侵犯至肝膽二臟後上躥至頭部，就會形成偏頭痛。偏頭痛發作的時候，患者多會氣血逆亂，使情緒急躁或抑鬱，疏泄失司，又傷及肝臟，導致肝血不足，進而使偏頭痛進一步加劇。

因此，外公認為，女性偏頭痛，應該以「柔肝和血」為主。所謂柔肝，主要是指運用食療輔助，調節肝臟的疏泄功能，使之疏泄正常，不過又及時；所謂和血，是指補血、活血。甲魚和白鴿，能夠和血養氣，造血生血，更能養肝明目，調整脈絡，因此，患有偏頭痛的女性可以多加食用。

**偏方名**　**甲魚燉白鴿。**

【食　材】甲魚（鱉）一隻，白鴿一隻。

【做　法】將甲魚（鱉）、白鴿洗淨，甲魚（鱉）切塊，放入白鴿腹內。將白鴿放入燉盅之中，加入適量清水和薑、蔥、鹽、黃酒等佐料，隔水燉至鴿肉爛熟，即可飲用。

# 第四章

# 男性大小問題不避諱

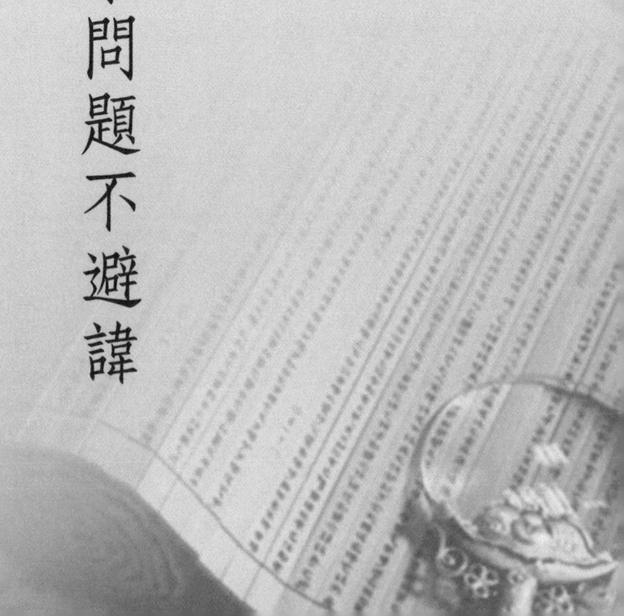

# 一、痔瘡——

## 老中醫問診記

「長時間坐在辦公桌，沒想到痔瘡找上我了！」

老中醫：「飲食當中可以多吃紫菜，促進腸道蠕動，利於排便；蜂蜜水可以清熱解毒，增強腸胃蠕動，防止痔瘡病發。」

昊天是一名文字編輯，由於工作的緣故，昊天總是長期對著電腦工作，有時候一坐就是十個小時以上。這陣子他發現自己股溝處長出了一顆膿瘡，他也知道大概是痔瘡，但是並無疼痛、穿破、流膿等症狀，昊天便沒有多加理會。結果一天晚上，同事們聚餐到飯館吃麻辣火鍋，昊天一個不留神吃了不少，上廁所的時候，發現痔瘡穿破了，流出血水，昊天頓時慌了，又礙於面子，不敢向同事求救，便尷尬地借詞提早離席。

第二天，昊天請了病假，趕緊來到外公這裡求診。外公趕緊詢問昊天的病情。昊天說自己這顆痔瘡病發已經將近兩個月了，前期並無異樣，後期也就是肛門在排便的時候會小量出血，昊天心想，痔瘡可能會因為體內寒熱狀況改變而不治而癒，於是便沒有注意和重視，直到吃麻辣火鍋的時候，昊天發現痔瘡好像是爆了一樣，血流不止，讓人坐立不安，才意識到原來痔瘡也不是個小事情。外公說，痔瘡看似小事，但對男性影響也很大，如果不加調理，飲食不節或者休息不足，痔瘡會穿破，還有需要動手術進行痔瘡切除的手術，所以絕對要加強重視。

由於昊天是陰虛腸燥型的患者，於是外公便推薦昊天多吃桑葚糯米粥。

昊天按照外公的吩咐，連續吃了七八天的桑葚糯米粥，並且節制飲食，多吃清淡菜餚，少碰煙酒，絕不碰辛辣上火的東西，結果兩個星期左右，痔瘡就很好地收斂了。

## 老中醫病理剖析

痔瘡多見於經常站立者和久坐者，包括內痔、外痔、混合痔，是肛門直腸底部及肛門黏膜的靜脈叢發生曲張，而形成的一個或多個柔軟的靜脈團的一種慢性疾病。通常當排便時持續用力，造成患處靜脈內壓力反覆升高，靜脈就會腫大。如果患有痔瘡，肛門內腫大扭曲的靜脈壁就會變得很薄，因此排便時極易破裂。內痔是長在肛門管起始處的痔，如果膨脹的靜脈位於更下方，幾乎是在肛管口上，這種曲張的靜脈就叫外痔。外痔有時會脫出或突現于肛管口外。但這種情形只有在排便時才會發生，排便後它又會縮回原來的位置。無論內痔還是外痔，都可能發生血栓。在發生血栓時，痔中的血液凝結成塊，從而引起疼痛。

外公認為，從中醫的角度來講，痔者皆因臟腑本虛，以致氣血下墜，結聚肛門，宿滯不散，而衝突為痔，在飲食當中可以多吃紫菜，因紫菜含有豐富的胡蘿蔔素和維生素，能夠促進腸道蠕動，利於排便。也可以多吃槐花，用乾槐花泡水也有利於治療痔瘡，因為槐花有涼血、止血和消痔的作用。平時要多喝白水或者蜂蜜水，在清晨起來喝一杯蜂蜜水，不僅能夠滋潤腸道，有利於蘊熱邪毒外排，而且更加可以清熱解毒，增強腸胃蠕動，排便暢通，血氣流暢，就可以防止痔瘡病發。

外公還推薦了杏仁燉豬肘，杏仁苦溫宣肺，潤腸通便，豬肘骨膠原豐富，兩種食物配合起來食用，讓陰虛腸燥的病患排出體內蘊熱，並且讓乾燥粗糙的腸道和肛門局部皮膚得到滋潤，這是一款很適合體虛血燥的病患食療。

**偏方名**　桑葚糯米粥。

【食　材】桑葚三十克，糯米一百克，冰糖二十克。。

【做　法】先煮桑葚去渣取汁，用藥汁煲糯米成粥，加冰糖稍煮溶化即可。每天兩次空腹食用，連服五至七天。

## 二、睪丸疼痛——

## 老中醫問診記

「男人下半身的痛，誰能夠了解？」

老中醫：「睪丸疼痛，先不要自行用藥，盡早就醫，以免延誤了病情。」

小廣最近睪丸不舒服，上班的時候很是彆扭，可是又不敢就醫，怕別人誤會自己是齷齪的男生。於是就自己一個人到便利藥房買藥貼自己貼，按照說明書大概貼了幾天，病情不見好，反而越來越重，貼了藥貼的睪丸部位出現瘙癢，加上透氣不足，使腫痛情況進一步加劇。

後來，小廣在一次同事聚會中，有同事無意間撞了小廣一下，小廣睪丸被撞到，非常疼痛，痛得漲紅了臉，於是同事們才留意到小廣原來身體不適，於是便打了計程車把小廣送到外公這邊看急診。

外公都已經要上床睡覺了，小廣他們及時趕到，向外公求診，外公具體詢問小廣哪個部位不適以及不適的症狀如何。小廣漲紅了臉，支吾以對，在外公的多番勸導下，才開口道出了原委，原來小廣是睪丸疼痛。外公自然是按照常理詢問小廣性生活狀況，小廣趕緊解釋道自己剛出來工作，私生活檢點，暫時無性生活。外公笑了笑說，睪丸疼痛其實是男性的常見病，主要病因有房事過頻、坐姿不對、血瘀積累等。鑒於小廣在節欲方面做得不錯，於是外公便詢問小廣工作時間以及對著電腦的時間等具體細節。小廣說自己是名電腦工程師，有時候一坐就是十幾個小時。

外公說，小廣的情況主要是瘀血下沉、血行不暢所導致的睪丸脹痛，多飲用行氣活血的食材，就能有所緩解。外公便介紹了紅棗茶，將紅棗拍爛，泡水代茶飲用，另外還有蓮子茶，用連心的生蓮子泡沸水，也是代茶飲用。但更重要的是，要適當運動，不要一坐就是十來個小時，這樣的話，睪丸會受到長時間的擠壓而出現疼痛，還會惡化腫痛。

小廣按照外公的偏方，多喝蓮子茶，不到一個星期，就和睪丸疼痛說「掰掰」了。

## 老中醫病理剖析

外公說，睪丸本身不是容易受到細菌感染的部位，一旦睪丸出現疼痛、脹痛等症狀，說明主要是睪丸內部出現了異常，因此，當男性睪丸發生疼痛的時候，要自己判斷病從何來是比較困難的，因此，外公建議，睪丸疼痛，先不要自行用藥，以免延誤了病情。

睪丸疼痛，主要有外傷、炎症、腫瘤等因素的影響，除了睪丸本身病變因素外，陰囊內的附睪、精索病變和睪丸炎症等也會引起睪丸疼痛。另外，如果男性長時間坐著，也會對睪丸產生傷害，進而引發睪丸疼痛。因為，人的坐姿是以坐骨的兩個結節作為支撐點的，這時陰囊輕鬆地懸掛於兩大腿之間，如果長時間保持一樣的坐姿，會使原來的支點下沉，整個臀部陷入座位中，進而使陰囊受到壓迫，當陰囊受到壓迫時，靜脈回流不暢，睪丸附近的血管變粗，瘀血嚴重時還可能回導致精索靜脈曲張，就會出現睪丸下墜、鈍痛等症狀。

三款熱飲偏方，都是天然健康的食療，主要功效在於幫助男性改善血液迴圈，養血調息，通經舒脈，緩解陰囊血瘀症狀，因此，無論男性有無出現睪丸疼痛，都可以在日常生活中適當多加飲用。同時，要多運動，避免長時間以同一姿勢坐著，也要注意節欲，避免房事過頻，以免因為生活習慣不健康而導致睪丸脹痛。

**偏方一** 獼猴桃汁。

【食 材】新鮮獼猴桃（奇異果）五十克。

【做 法】將獼猴桃（奇異果）搗爛，加入適量溫水，攪拌即可飲用。

**偏方二** 蓮子茶。

【食 材】新鮮蓮子（帶蓮子心的）二十克。

【做 法】取新鮮蓮子用水煎服，後連同蓮子一起服用，每日兩次，連服二日。

**偏方三** 紅棗茶。

【食 材】紅棗一百克。

【做 法】將紅棗拍爛，去核取肉，倒進開水當中浸泡大概十分鐘後飲用，可以代茶飲。

# 三、陰囊濕疹——
# 老中醫問診記

「下半身瘙癢最尷尬，抓也不是，不抓也不是。」

老中醫：「若個人衛生習慣不佳，容易在陰囊表層積聚細菌，導致瘙癢。」

大偉是快遞公司的職員，有一次在送快遞的時候遇見了外公，得知外公是位老中醫，便忍不住打聽了一下。一開始，大偉還難以啟齒，後來外公發現大偉有一個動作，就是總是夾著雙腿，不斷地摩擦，外公自然明白了些苗頭，便主動問大偉是否患上了男科疾病。大偉連連甩手，說自己其實就是覺得陰囊有點瘙癢，但是生活上還是檢點的。外公便笑了笑說，陰囊瘙癢，多由陰囊濕疹引起，估計這個推斷也是八九不離十，於是便招大偉進屋檢查一下。

外公給大偉檢查了一下，發現大偉確實是患了陰囊濕疹，小丘疹還不算特別明顯，估計病發日子不長，便給大偉把脈看診。發現大偉濕毒內蘊的情況十分嚴重，便開口詢問大偉的日常飲食習慣。大偉說，自己是外派人員，基本上伙食沒什麼講究，就是圖方便快捷和飽餐一頓即可。加上平日裡煙抽得不少，所以偶爾也會感覺到有上火的跡象，一旦上火了，自己孤身一人，也沒想著做多好的涼湯或清熱茶，就隨便買灌裝涼茶喝了就算了。

外公說，陰囊濕疹主要是由於內燥和內熱引起，有時候脾胃不和、肝藏濕毒也會內生蘊熱使濕毒下行，發至陰囊。加上大偉是一名快遞員，總要四處跑，夏日裡難免會有出汗嚴重的情況，若是個人衛生或清潔不到位、不及時，就容易在陰囊表層積聚細菌，使陰囊出現丘疹，發之為陰囊濕疹。

外公給大偉介紹了三個偏方，主要考慮到以製作上簡單方便為主，只要一台榨汁機就可以，分別是韭菜汁、番茄汁和苦瓜汁，三種蔬菜都有清熱解毒、祛除內燥的作用，常喝對於治療陰囊濕疹有很好的作用。平時男性在夏天多吃，也能有利於維持健康的體格，只要不過食就行。

## 老中醫病理剖析

陰囊濕疹，是指陰囊表皮發紅，長出密集分佈的小丘疹，伴隨奇癢的一種皮膚疾病，有時小丘疹會局限於陰囊皮膚，但有時還會延及肛門周圍，少數更會延至陰莖，因此，是一種影響性欲、妨礙正常房事的疾病，一旦不注意特殊衛生防護，還可能受到細菌感染而化膿，引起局部發炎和腫痛，對男性影響較大，而且一旦男性得病，如處理不當，還可能將疾病傳染給女性，因此是一個常見而影響不小的疾病。

外公認為，從中醫的角度來看，陰囊濕疹主要是外在濕熱邪毒入侵，濕燥蘊熱，發展為濕熱之症，濕毒傷及脾胃，熱傷陰血，進而又加劇了陰囊附近的濕毒蘊熱，從而導致了奇癢難耐的陰囊濕疹。因為男性生殖器附近出汗較多，會陰和陰囊潮濕，以及各種不良刺激等多種因素。如果不注重特殊衛生護理，真菌、細菌甚至各種病毒等微生物就會滋生，加之陰囊部位血液迴圈較弱，外邪入侵後，疏泄不及，就會發而成丘疹，進而導致陰囊濕疹。

上述幾款蔬果汁，主要食材是苦瓜、番茄和韭菜。苦瓜含有奎寧等元素，能夠清熱解毒、祛濕止癢，常被用於治療熱毒、癤瘡、痱子、陰囊濕疹等病症。番茄富含維生素A、維生素$B_1$、維生素$B_2$、維生素C等有益元素，還有蘋果酸、檸檬酸、鈣、磷、鐵及番茄素定（Tomatidine）等物質。能夠生津止咳、健胃消食、涼血平肝、清熱解毒，而且其中的果酸對維生素C有保護作用，有效補充維生素C，具有抑菌消炎、降低血管通透性的作用。而韭菜所含有的胡蘿蔔素、維生素B、維生素C及鈣，有解毒祛濕的功效，所以以上三款蔬菜飲料對於治療陰囊濕疹有明顯的輔助療效。

## 偏方一　苦瓜汁。

【食材】苦瓜兩百克。

【做法】將鮮苦瓜切片，搗爛或者用榨汁機榨取苦瓜汁液，拌入適量砂糖飲用。

## 偏方二　番茄汁。

【食材】番茄三個。

【做法】將番茄切塊，搗爛或者用榨汁機榨取汁液，拌入適量砂糖，直接飲用。也可取適量番茄汁塗至濕疹患處。

## 偏方三　韭菜汁。

【食材】韭菜五百克。

【做法】將韭菜切段，搗爛或者用榨汁機榨取汁液，取適量韭菜汁塗至濕疹患處。

## 四、睪丸炎——

## 老中醫問診記

東泰是名職業運動員，主要是踢足球，一向體格壯健，沒什麼感冒發燒的小病。最近不知道為什麼，發現自己的睪丸總是疼痛，也不瘙癢，反正就是脹痛，有時候白天和晚上溫差較大時，還會伴隨發熱的症狀。

因為球賽迫在眉睫，東泰很緊張，希望外公能夠幫幫忙。外公便趕緊讓東泰進屋作詳細檢查。外公檢查後，讓東泰伸出舌頭，「望、聞、問、切」，發現東泰屬於陰虛火旺的體質，舌苔厚且泛白。外公便詢問東泰平時的飲食習慣。東泰說，自己偏好以香辣、油炸類食物為主，像泡麵什麼的也不少吃，但是感覺上火了，還是會到藥房買點「苦口良藥」來吃。外公說，由於東泰陰虛火旺，在調理上要多加注意，香辣、油炸等食物，本身容易上火，吃了會加重東泰體內的燥熱。但是，東泰又不能用過於清熱、立竿見影的清熱湯，主要是因為過於清熱的湯膳容易損傷東泰體內的陰元，東泰本為陰虛，過於清熱的涼湯會進一步加劇東泰陰陽不調的狀況，因此，外公也不建議。至於東泰的睪丸炎，就是因為體內燥熱過盛、陰元協調力不足、濕毒下行所致的，因此，外公給他推薦了一款白茅根水，製作簡單，又不會過於清熱，能夠溫中和氣，祛除濕毒之餘，不損傷陰元，能幫助東泰調理身體。

東泰按照外公的偏方，連續喝了三天的白茅根水，在賽前一週就康復了，不再被睪丸炎所困擾。他在比賽當中取得了好成績，以後也堅持常喝白茅根水來祛除體燥。

## 老中醫病理剖析

睪丸本身有足夠的血液和淋巴液供應，對細菌感染的抵抗力較強，但男性如果在性生活和日常生活中衛生不潔，就會使睪丸感染到病毒，進而發生睪丸炎。從現代醫學的角度來講，睪丸炎主要是由細菌和病毒引起，而從中醫的角度來講，睪丸炎主要是因外邪入體、濕燥內蘊、濕而生熱所引起，要從清熱解毒、瀉火排膿、清熱利濕消腫以及活血化瘀、軟堅散結等方面入手，結合外敷、坐浴等外治法，雙管齊下，配合治療，效果最佳。

偏方使用了白茅根和淘米水，白茅根能夠清熱解毒，祛除內燥，一向是中醫範疇中治理睪丸炎的好藥。而淘米水，由於含有蛋白質、澱粉、礦物質等成分，用來洗臉可以潤膚，煮後飲用，對保護胃壁黏膜、消除積食和改善消化不良有很好的幫助。結合白茅根煎煮成中藥，能夠調養脾胃。尤其是頭一兩次的淘米水含有豐富的鉀，並且呈現出PH五點五左右的弱酸性，具有清火、涼血、解毒的功效。因此白茅根和淘米水二者結合，煮成茅根水經常飲用，能夠有效緩解睪丸腫大、堅硬、觸痛、墜脹等症狀。

另外，外公說，以敗醬草十五克，白茅根十二克，燈芯草六克，瞿麥十二克，石韋十五克，土茯苓十克，滑石十五克，益智仁三十克，水煎分兩次服也能消炎生精，有利於睪丸炎的治療。

偏方名　白茅根水。

【食　材】白茅根一百克，淘米水適量。

【做　法】將白茅根洗乾淨後，與適量的淘米水放進鍋中煎煮，至白茅根變軟，汁液與淘米水互溶為止，即可食用。

## 五、男性陽痿——

### 老中醫問診記

小柯經朋友介紹得知老中醫，一開門，小柯神色羞澀地說自己有病，希望老中醫幫忙。小柯一坐下，直說自己有病，「病在交不到女朋友」。

外公一聽便笑了，找不到女朋友，找老中醫能幫上什麼忙？外公想著是不是年輕人年少無知，也就笑笑算了。可是小柯很認真地抬起頭，告訴外公，找不到女朋友，是因為……因為我不能正常的……聽到這裡，外公打量了小柯一下，琢磨著是二十出頭的小夥子，於是便清清喉嚨，認真地詢問小柯，是不是身體出現了什麼狀況。小柯起初不好意思開口，後來還是在外公的引導下，斷斷續續地說了幾句，果然不出外公所料，就是生殖器官疾病。

小柯說，自己患了「陽痿」，總是維持時間不長，幾乎是剛進去沒多久便完事了。外公安慰小柯說，是不是陽痿還得檢查和詳細判斷才知道，於是便給小柯把脈看診。外公發現小柯雖然稍有腎陽不足的症狀，但是正值血氣方剛的青年期，估計不至於出現陽痿，於是便跟小柯解釋說，陽痿是指陰莖硬度不足，或者無法維持正常性生活所需時長的一種疾病。小柯聽後連連點頭。外公便奇怪了，於是繼續詢問。小柯好不容易才說了，原來他從十六歲開始便有手淫的習慣。外公說，估計正是這個原因，因為手淫容易導致泄欲過激，損傷了機體功能，加上過於頻發的射精習慣也會使精元流失，腎氣虧損，久之則使體內陽剛之氣衰弱，演變出「陽痿」的症狀。於是，外公給小柯介紹了北芪三子燉羊腎的方子，讓小柯回家多吃，最重要的是，一定要戒掉手淫的不良習慣，培養合宜的性生活觀念和習慣。

小柯按照外公的偏方，連續吃了一個月，很快就擺脫了陽痿的陰影，同時還記住外公的叮囑，戒掉手淫習慣，身體狀況大有改善，性生活協調度大幅提升。

## 老中醫病理剖析

陽痿屬於一種男性勃起功能障礙的常見疾病，主要和男性的飲食習慣、生活習慣和營養攝入有關，是指男性在性交時，陰莖的勃起硬度不足以插入陰道，或陰莖勃起硬度維持時間不足以維持正常性生活的一種病症，患者會出現性欲減退、勃起功能障礙、性高潮和射精功能障礙、陰莖疲軟功能障礙等現象。據統計，隨著男性生活和工作壓力的不斷增強，十位男性當中，會有五位男性有不同程度的陽痿症狀。

外公說，中醫向來講究「男精女血」「精血同源」，老年男性陽痿伴隨有生理功能下降的表現，同時也是腎臟虧虛導致血瘀不行而致。這裡側重講述一下中壯年男性陽痿的形成原因。外公認為，中壯年男性出現陽痿症狀，大多和肝鬱腎虛、濕熱血瘀有關係。腎陽不足，則易生內寒，寒凝經脈，導致氣血運行不暢，容易造成男性勃起障礙。同樣，腎陰虧損，則會導致血行遲緩，瘀阻經脈，也會引致勃起障礙，出現陽痿。因此，外公建議患有陽痿的男性患者，應該以補血為先，因為補血有助於促進精的生成，而羊腎、北芪等食材本身就有養血的作用。因此，可以多加食用。

同時，外公還建議，陽痿患者可以在日常多吃用當歸、川芎、白芍、熟地黃四味中藥熬成的四物湯，可以補血調血。因為熟地黃可以補血，具有補腎填精的作用；當歸補血、活血，補陰中之陽，單味藥具有壯陽功用，可以旺精調血，多食用四物湯可以幫助改善男性的陽痿症狀。

**偏方名** 北芪三子燉羊腎。

【食　材】韭菜籽、枸杞子、菟絲子各二十克，北芪十克，羊腎一具。

【做　法】將羊腎洗淨，挑出血絲，切片，將上述藥材放入鍋中，與羊腎、生薑適量同煮成湯，待羊腎爛熟，食材散發藥味，即可調味飲用。

## 六、遺精——

# 老中醫問診記

小茜和光達是一對小情侶，但是近來幾個月，小茜卻對光達產生了心結。因為光達老是出現遺精現象。

剛開始，光達還能瞞住小茜，但是隨著次數的不斷增多，情況也愈發嚴重，光達遺精的情況還是被小茜發現了。小茜打從心裡認為，自己和光達有正常的性生活，一般而言，光達按理說遺精數量頂多是兩三週一次左右，但是現在光達的每週遺精次數幾乎達到三次。小茜認為，若不是光達對自己沒有性趣，或者心裡想著別人，怎麼可能會出現這種性衝動，引致遺精。光達百口莫辯，只能解釋說，自己真的是無意識的遺精，並非想著別的女人。於是小茜便和光達打賭，說到外公那邊檢查一下，若真是病理性的遺精，就算了。若是生理性或者心理影響所導致的遺精，小茜絕對饒不了他。

二人來到外公家，外公觀看光達的臉色，便說光達估計腎陽虧虛嚴重。小茜一聽就著急了。外公進一步給光達做檢查，發現光達除了腎精不固，還體蘊濕毒，內擾精室，因此，外公判斷光達的遺精其實是病理性的。光達一聽，竟然慶倖了起來，好歹挽回了女朋友的信心。但是小茜卻憂心忡忡，趕緊向外公求教治療的方子。外公說，男人病理性遺精，需要從食療進補等方面進行配合調理，鑒於光達內有燥熱，因此，不適宜使用過於大補大燥的食材，於是便給小茜推薦了一款家居方——雞蛋三味湯。另外，外公還提醒兩位年輕人，平時要注重節欲，性生活只宜適度，不宜過頻，否則會男傷精血，女擾陰元，都是無益的。

於是小茜和光達便遵循外公的叮囑，多煮雞蛋三味湯，同時有意識地控制房事頻率，求質不求量。果然不到一個月，光達便沒有再出現遺精的現象，而且精神振奮、神色紅潤。

## 老中醫病理剖析

在沒有性交的情況下，男性陰莖精液自行泄出，醫學稱之為「遺精」，遺精有生理性和病理性兩種。生理性的遺精是指男性在有性衝動的前提下，陰莖勃起而產生精液排泄的情況，多指未婚男性或久無房事的男性在睡覺前或者醒後，產生性衝動而出現的滑精，多數發生在未婚中青年男性身上，一般到了男性中年階段或已婚階段，遺精現象就少有發生了。健康男性在沒有正常性生活的情況下，兩週左右遺精一到兩次屬於正常現象。而病理性的遺精一般由包莖、包皮過長、尿道炎、前列腺疾患等因素引起，次數、頻率和遺精量都比生理性遺精要多，會出現一週數次或一夜數次遺精，有的時候甚至在清醒狀態下因性意念而發生遺精，又或有正常性生活的情況下仍然經常遺精的狀態。長此以往會損傷男性精血，導致精液品質下降或性功能障礙而造成不育，因此，需要多加重視。

雞蛋三味湯能夠寧心安神、養血潤膚、滋養陰血，有夢遺、早洩等症狀的男性多吃可以幫助提升陽氣，遠離夢遺的困擾。同時，外公提醒有病態遺精症狀的男性，除了多喝食療湯調理之外，還要建立健康的性觀念，養成合宜的生活習慣，注意精神調養，排除雜念，適當安排運動鍛鍊，節制性欲，戒掉手淫。

**偏方名** 雞蛋三味湯。

【食　材】龍眼肉三十克，蓮子肉十克，雞蛋兩隻，生薑兩片，南棗四枚，鹽少許。

【做　法】先將雞蛋蒸熟，去殼備用。陶鍋放入清水，用猛火煮至水滾再放入全部材料，改用中火兩小時，加鹽少許調味，即可飲湯吃蓮子和雞蛋。

# 七、男性早洩——

## 老中醫問診記

郭先生今年四十五歲，擔任公司業務經理，天天應酬，煙酒過多，加之葷素不忌口，使郭先生患上了早洩。

朋友的勸說和介紹下，郭先生找到了老中醫。

郭先生說，自己的主要困擾是性欲旺盛，可是力不從心，和太太進行房事的時候總是無法控制好射精的時間，剛開始沒多久，郭先生便射精了。大概是兩年前，太太意識到這個問題，但是當時大家都以郭先生工作忙碌、身心疲倦為理由，沒有對此多加重視。可是近來情況愈發嚴重，房事時間大概就維持在五分鐘，嚴重影響了夫妻感情，更嚴重的是，郭先生和太太還一無所出，傳宗接代的壓力讓二人正視了起來。外公先是對郭先生的工作內容及起居飲食作了簡單的瞭解，再給郭先生把脈，發現郭先生是陽虛陰盛、腎精不固所致的早洩，大多和飲食不規律、營養攝入不均衡，以及啤酒、白酒飲用過多有關。針對這種情況，外公勸郭先生不用洩氣，對於男性而言，飲食所致的早洩相對好處理，只要不是生殖器官病變就好。

於是，外公給郭先生推薦了金鎖固金老鴨湯，是一道溫補精元、補腎壯陽而不會過於大補的食療方。

郭先生聽從了外公的吩咐，今後的工作中，儘量避免了飲用過多的酒，同時注意飲食，每一頓都葷素結合，一週飲用三次金鎖固金老鴨湯，結果三個月過後，郭先生重提雄風，和太太的關係也變得更加甜蜜了。

## 老中醫病理剖析

早洩，是指男性在發生性行為的時候，陰莖停留在女方陰道的時間較短，在短時間內便發生射精，隨後陰莖變得疲軟，無法維持正常性生活的一種病症，屬於現代生活中比較常見的男性性功能障礙疾病。外公說，造成男性早洩的原因多而複雜，有的男性是由於平日工作壓力過大，精神過度緊張，或者房事過於頻繁，手淫過度等因素導致早洩。有的則是精神上受到大腦病理性興奮或脊髓中樞興奮增強影響，產生早洩的跡象；有的患者則是因為生殖器官性疾病而引起早洩。

外公認為，從中醫的角度來講，早洩主要由男性腎陽不足、心肺損腎、脾胃不和等因素引起，有的時候男性肝膽濕熱也會引起早洩。從生活的角度來講，如果男性脾氣過於暴躁，憂鬱惱怒可致肝火妄動，容易下擾儲精而引致失精早洩；飲食上，飲食過於肥膩，不節制，嗜酒，釀生濕熱，或外感濕熱之病邪，流注下焦，內擾精室，導致腎臟失去封藏的功能也會產生早洩。又或者是濕毒內蘊，濕而生熱，導致肝經濕熱下注，肝臟疏泄異常，不能控制封藏而引致早洩等。因此，外公認為，從中醫上，治療早洩病症還是應該以「補腎養肝」為根本。

金鎖固精老鴨湯中的老鴨與牡蠣有良好的收澀效果，對治療遺精、崩漏、帶下等性功能失調症狀有比較好的輔助療效，還有安心定神、提升睡眠品質的作用。而芡實、蓮須、蓮子能夠收澀固精、補強壯陽。外公還說，患有早洩疾病的男性，要學會節制性欲，在飲食上要注重益腎補精，除了多喝金鎖固精湯之外，日常膳食中，可以多食用如韭菜、核桃、蜂蜜、蜂王漿、狗肉、羊肉、羊腎、狗腎、鹿肉、鹿鞭、牛鞭及豬腎、羊腎等壯陽益精類食品。

**偏方名** 金鎖固金老鴨湯。

【食　材】老鴨一隻，龍骨一百克，牡蠣五十克，蓮鬚一百克，蓮子一百克，芡實五十克。

【做　法】先將龍骨、牡蠣和老鴨放入沸水中汆燙，撈起再沖淨，連同蓮子和芡實沖淨瀝乾。將上述食材準備好後一道入鍋，加七碗水以大火煮開，再轉小火續燉四十分鐘，最後加一小匙鹽調味即可。

## 八、前列腺增生——老中醫問診記

福伯是社區保全，隨兒女來到這邊居住，五十五歲的他體力旺盛，每天都精神奕奕。可是最近卻說：「老了不行了，要辭職囉！」

福伯一向是社區裡頭的開心果，能記住每個住戶的細微資訊，看到小朋友會講笑話，看到老人家會噓寒問暖，大家都很喜歡他。可是最近福伯卻說，自己身體不行了，要退休回家了，不能再當大家的開心果了。外公和福伯也很有緣分，便直接問福伯到底得了什麼病。外公這麼肯定福伯有病，主要是因為福伯平時臉色紅潤，身體也健壯，平時很少看他傷風感冒。

福伯也不瞞外公，說主要是年紀大了，身體出現了問題，現在連上洗手間都費力得很，不能再當社區的保安了，怕在執勤過程中出現什麼狀況，或者社區有緊急事情的時候，自己身體跟不上，處理不好。外公一聽說福伯小便困難，便馬上聯想到前列腺炎和尿道感染兩大元凶，就進一步詢問福伯具體的病症。福伯說，自己主要是一解小便，便會出現生殖器官疼痛、逼迫等感覺。這種情況持續了好些日子，當時福伯以為自己不過是因為上火燥熱的緣故，便沒有理會。直到前些天，福伯感覺到身體多處不對勁，提不起精神之餘，走路都會有疼痛感，引發諸多健康問題，遠遠不止小便困難這麼簡單。外公拍拍福伯的肩膀說，福伯患的大概是前列腺感染或前列腺增生，不是特別大的病，只要多吃黃瓜湯、冬瓜湯和四味湯，就能痊癒。福伯一聽，很是高興，原以為是什麼重大疾病，原來通過食療方就可以這麼簡單快捷的治好。

於是，福伯便按照外公的介紹，輪著飲用黃瓜湯和冬瓜湯，不到一個星期，福伯又重新回到開心果的崗位，小便時的疼痛感神奇地好了。

## 老中醫病理剖析

前列腺增生，是指前列腺增大對尿道及膀胱出口產生壓迫，使男性出現頻尿、尿急、夜間尿次增加和排尿費力等症狀的一種疾病，多發生在中老年男性身上，嚴重者會伴有泌尿系統感染、膀胱結石和血尿等併發症。

外公認為，前列腺增生主要和患者的飲食、生活習慣以及身體狀況有關，過食肥甘，脾胃虧虛，體內積熱，疏泄不及等，都可能引致前列腺增生。因此，外公建議前列腺增生患者應該多注重飲食清淡，多吃新鮮果蔬，少吃肥膩難消化的食物，保持大便通暢，戒煙少酒，忌食辛辣。

病情不嚴重建議多食用上述幾個湯膳，如果食用一段時間後，仍然無改善，則需要尋求西醫　明，以手術解決前列腺增生問題，此外還可以配合磁療、水療等物理療法，或經輸精管內注射藥物以及行尿道沖洗、塗藥等方式進行治療。另外，在藥膳調理的過程中，患者應該多注意前列腺增生的衛生情況，克服不良的性習慣，適當節制房事，多飲水、多排尿，以利於炎性分泌物的排出，積極參加體育鍛鍊，增強體質。

**偏方一** 參芪冬瓜湯。

【食材】黨參十五克，黃芪二十克，冬瓜五十克。

【做法】將黨參、黃芪置於砂鍋內加水煎煮十五分鐘去渣留汁，後加入冬瓜，煮至冬瓜熟透，再加調料即成，佐餐用，有升陽利尿的功效。

**偏方二** 黃瓜湯。

【食材】黃瓜一根，瞿麥十克。

【做法】先煎瞿麥，去渣取汁，再重煮沸後加入黃瓜片，再加調料，待溫後食用，有利水的功效。

**偏方三** 四味湯。

【食材】大鴨梨一個，苦杏仁十克，車前草十五克，冰糖少許。

【做法】將杏仁去皮搗碎，鴨梨去核切塊，與石葦、車前草加水同煮，熟後加冰糖，代茶飲，有瀉肺火、利水的功效。

## 九、男性壯陽——
## 老中醫問診記

張太太的丈夫比自己年長五歲，私下來找老中醫求診。張太太說，丈夫最近房事開始有點力不從心，工作也提不起勁，而且掉發情況嚴重，不知如何幫助丈夫壯陽補腎，重振雄風！

外公詢問了張先生的飲食情況，張太太說，由於先生要工作，午餐幾乎都是在公司那邊隨便吃個便當就算了，晚上回家的時候，張太太也會特意給先生做點滋補的菜餚，可是張先生不知道身體有什麼狀況，若是吃了張太太燉的鹿茸，隔天就會感冒、咳嗽甚至發熱。外公說，不少男人會有陰虛火旺、虛不受補的情況，所以過於大補的湯藥不適宜給中年男性多喝。若是工作中有應酬、飯局等，更加不適宜過補和大燥。因此，外公給了張太太七個食療方，讓張太太從週一至週日輪流給先生準備。而且方子都是溫補型的菜式，適合長期堅持食用。

張太太按照外公的方子，一週七天給丈夫「加菜」，結果三個月過後，張太太買了西餅過來感謝外公的方子，說現在丈夫的體力好了，也不再沒精打采的。外公還不忘叮囑張太太，平時要注重飲食均衡，讓張先生不要過食肥膩的肉類，因為張先生陰衰陽盛，過於滋補和肥膩的食材容易使身體內生燥毒，不利於陰陽調和。

## 老中醫病理剖析

男性壯陽，意在補腎滋陰，是男人養生的重中之重。但是針對不同的體質和年齡階段，壯陽的食療和藥方多不勝數，我們生活之中，確實也存在不少壯陽補腎的天然保健品，而且非常廉價，唾手可得，因此在此列出一週壯陽補腎的男性膳食療譜。以上七道食膳，不同的男性可以適當應各人喜好選擇使用，也可以配套一週食膳去進行針對性調理，同時要注重均衡的營養，在房事中要注意有所節制，講究品質而非數量，適當緩解工作壓力，多做運動，就能達到壯陽補腎、調息養氣、強身健體的目標了。

### 週一方　強骨湯。（適合腰膝酸軟、下肢無力、頭暈目眩、手足不溫的男性。）

【食　材】豬腔骨或羊腔骨五百克，冬蟲夏草二十克，桂圓五十克。

【做　法】先將豬腔骨或羊腔骨文火燉熟，再放入冬蟲夏草、桂圓五十克，所有材料文火共燉，稍加調料即可食用。

週二方　健腦湯。（適合腎精虧虛、腦髓不充、失眠健忘、頭暈耳鳴的男性。）

【食材】核桃仁三百克，枸杞子二百克，蓮子二百克，大棗五十克。

【做法】將上述幾種材料入鍋炒熟，加入一百克白酒，燉十分鐘後，拌入適量清水和白糖，飯前當作湯水飲用。

週三方　山藥燉羊肉（適合腰膝酸軟、下肢無力、遺精早洩、頭暈健忘的男性。）

【食材】羊肉五百克，山藥三百克，枸杞五十克。

【做法】將羊肉湯至肉爛，加入切塊山藥和枸杞子，文火燉半個小時，酌加調料即可。

週四方　雙腰肉丁。（適合腰膝酸軟、頭暈耳鳴、食不知味、乏力倦怠的男性。）

【食材】豬或羊腎一對，黑木耳一百克，花菜兩百克。

【做法】將豬腎或羊腎切丁，與黑木耳爆炒，酌加薑、蒜末及鹽，炒至八分熟時加入花菜，翻炒至熟即可。

## 週五方

【食材】補肝湯。（適合眩暈、眼花、關節屈伸不利、煩熱、盜汗的男性。）
豬肝一百克，枸杞三十克，冬蟲夏草十克，百合五十克。

【做法】將枸杞、冬蟲夏草和百合加水燉開，文火慢煮二十分鐘左右，加入豬肝及調料適量，再煮約三十分鐘即可，吃肝喝湯。

## 週六方

【食材】補腎湯。（適合陽痿早洩、遺精頻尿、腰痛、下肢無力的男性。）
枸杞兩百五十克，蛤蚧兩隻，肉蓯蓉兩百克，大棗五十克。

【做法】將姜片和蛤蚧入水煮半小時後，加入枸杞等材料，再煮半小時，吃肉喝湯。

## 週日方

【食材】桑葚桂圓拔絲。（適合房事過頻、需要補腎強精的男性。）
桑葚、桂圓肉、大棗各兩百五十克。

【做法】將三種食材煮爛後，去渣留汁，濃縮再加適量白糖文火熬至可拔絲，傾倒在乾淨的平碟子上，抹平，冷卻後切塊常服。

# 十、男性不孕症——

## 老中醫問診記

小蔣是一名飛機師，今年三十五歲，因為生育問題求助老中醫。不知怎麼，結婚多年都沒有懷孕的消息，自己擔心，長輩更是著急。

小蔣說，自己是飛機師，經常輪值，還要跨時區、跨地域地飛行，導致休息時間一直不規律，有的時候是白天工作，有的時候則是通宵工作，不知道是不是內分泌紊亂等問題，導致他和妻子結婚七年了，房事也正常，但就是久久沒能懷孕，希望外公幫忙看看到底是小蔣自己的問題，還是妻子的身體需要進行什麼調理。

外公便先給小蔣的妻子診脈，發現小蔣的妻子血氣調和，陰元充盈，只是稍有燥熱，但是問題不大。於是便轉而給小蔣把脈，外公發現小蔣可能是由於工作緣故，休息不規律，肝氣鬱結，加上飲食不節造成脾胃虛弱，以致濕毒內蘊，內擾精室，造成精子品質不高，從而導致不孕症。加上小蔣本身體內燥熱蘊藏，肝功能不健，脾胃不和，毒素疏泄不及，因此不建議他採用過於滋補的藥膳。所以便給小蔣推薦了山藥豬腰這個方子。山藥能夠健脾和胃，溫補中氣，而豬腰能夠滋陰精元，補充精血，鞏固腎精，所以建議小蔣可以多吃。

另外，外公還提醒小蔣，由於工作緣故，睡眠不定時，或者長期從事間歇性的通宵工作，肝功能會不好，毒素鬱結而使身體出現不適。既然無法改變工作性質，便要從提升肝功能、促進肝臟排毒的方面入手，平時可以多喝枸杞水之類的茶飲，清肝明目，有助於提升肝臟的排毒功能，對於身體裨益很大。

小蔣按照外公的偏方，一週吃三四次山藥豬腰，平時多喝枸杞水，調理了大概8個月，妻子順利懷孕了，夫婦倆非常感激外公。

## 老中醫病理剖析

從現代醫學的角度來講，男性不育多數由於精子品質低下、不活躍或者遺精、早洩等病症引起。而從中醫的角度來講，男性不育，主要是因為腎臟虧虛、陰陽不調、精血不足。隨著生活節奏和工作壓力的增加，男性會不同程度地出現腎臟的精、氣、陰、陽虛衰不足的情況，使不少男人出現腎精不足的現狀。所謂「腎藏精，主生長、發育、生殖」，「腎虛」輕則使患者出現腰膝酸軟、五心煩熱、眩暈耳鳴、形體消瘦、失眠多夢、顴紅潮熱、盜汗、咽乾、陽強易舉、遺精早洩等症狀，嚴重者則會直接影響到男性的生殖能力，造成男性不孕症。

但是，腎虛又有很多種情況，不能歸一化處理。外公認為，腎虛，需要辨證分治，腎陽不足，可以補腎壯陽，但不宜過於溫燥，以防加重病情。腎陰不足，應該滋養腎陰，補腎填精，但不能寒涼，以防損及腎陽。如果是因脾胃虛弱氣血不足，就要注重補氣健脾。若因濕熱內蘊、擾動精室、精氣受損，則應該多注重清熱利濕。

豬腰、人參和豬蹄能夠溫補壯陽，滋養腎陰，提升腎陽，屬於補而不燥的食材，適合腎虛不育的男性多加食用。同時，想要提升腎臟功能、扶正精血的男性，還可以多吃青蝦和韭菜。因為青蝦富含蛋白質、脂類、礦物質、維生素，鈣、磷尤其豐富，是壯骨佳品，能夠補腎壯陽、通乳排毒。韭菜能夠滋陰壯陽，潤滑腸道，健脾益胃，對於壯陽補腎，提升生殖能力有很好的功效。另外，多吃鱔魚、羊肉、泥鰍、魷魚、帶魚、鰻魚、海參、墨魚、山藥、銀杏、凍豆腐、豆腐皮等食物有助於男性滋養精血，提升精子活力，也可以幫助男性治療不育。

偏方一　山藥豬腰。

【食材】當歸十克，黨參十克，山藥十克，豬腰五百克。

【做法】將當歸、黨參、山藥裝入紗布袋內，放入鍋內，在鍋內加水，放入豬腰，清燉至豬腰熟透即可。

偏方二　人參雞。

【食材】人參十五克，母雞一隻，火腿十克，香菇十五克。

【做法】將人參用開水泡開，上籠蒸三十分鐘取出，將母雞洗淨，放在燉盅內，置入人參、火腿、香菇、蔥、生薑、食鹽、料酒、味精，加入清湯上籠，大火蒸至爛熟。

偏方三　花生燒豬蹄。

【食材】豬蹄一千克，花生一百克，大棗四十枚，白糖、蔥段等調料適量。

【做法】將豬蹄燙水至四成熟，撈出。鍋內放油，將豬蹄炸到金黃色後撈出，放在砂鍋內，注入清水，同時放入備好的花生米、大棗及調料，燒開後用小火燉爛即可。

# 十一、腎結石——
# 老中醫問診記

今年四十五歲的王先生，因為腎結石的問題求助老中醫。

王先生說自己之前一直會腎痛，排尿困難，腹腔抽痛，於是便到醫院進行檢查，才發現患了腎結石。

醫生說結石大概在七毫米，建議王先生到醫院做腎結石切除手術。但是王先生家庭環境一般，女兒剛入讀大學，經濟上十分吃緊，聽別人介紹外公的中醫偏方具有療效，收費不過於昂貴，於是想來看看。

外公跟王先生解釋說，腎結石相對麻煩，而且疼痛較大，排尿的時候會出現疼痛。王先生聽後，猛點頭，說外公說對了。外公給王先生推薦了核仁冰糖粉這個方子，製作簡單，經濟實惠，效果還非常好，特別適合王先生這種腎結石不算特別嚴重的患者。外公說，王先生目前的腎結石不嚴重，還是初期階段，之所以會感到排尿難受，主要是因為王先生本身腎精不固、精氣不足，腎臟機能本身稍有降低，加上結石的緣故，使臟腑受到感染而發炎，便出現排尿疼痛的症狀。外公叮囑王先生多做核仁冰糖粉來吃，最好多做花生蓮子茶代茶飲，天天喝，另外在飲食上要注意多吃高纖維、低脂肪和補鈣的食材，便能遏制腎結石的惡化。

王先生按照外公的吩咐，每天飲用花生蓮子茶，每天晚上都吃核仁冰糖粉，結果三個多月以來都沒再出現排尿腎痛的現狀，再去醫院檢查，發現腎臟結石正在漸漸消融，王先生非常感謝外公。

## 老中醫病理剖析

腎結石，指的是腎臟裡面長出了結石，是泌尿系統的常見疾病之一。外公說，腎結石的原因主要是和個人泌尿系統環境和飲食習慣有關。愛喝啤酒的人容易患上腎結石，因為啤酒釀製時使用的麥芽汁中含有鈣、草酸、烏核苷酸和嘌呤核苷酸等酸性物質，會使體內尿酸增加，成為腎結石的誘因。喝水少的人容易患上腎結石，因為少喝水、少排尿，導致細菌和易結石物質較難排出體外，增加了腎臟和膀胱患上結石的機率。吃得鹹的人容易患上腎結石，因為過多的鹽分會干擾到腎臟的代謝過程，增加患上腎結石的機率。不愛吃蔬果的人也容易患上腎結石，因為蔬菜和水果富含維生素$B_1$及維生素C，它們在體內最後的代謝產物是鹼性的，尿酸在鹼性尿內易於溶解。相反，不愛吃蔬菜和水果的人，由於體內缺乏果蔬分解之後產生的鹼性物質，難以和體內的尿酸進行中和，因此相對容易形成結石。

外公說，腎結石的患者雖然能夠通過不同的藥物或者手術方法對結石進行切除或者打散的處理，但是歸根到底，養成科學合理的飲食習慣，內調外養才是治標治本的長遠之計。因此，外公建議腎結石患者，可以多吃豬瘦肉、牡蠣、干貝、雞肉、蛋類等。在蔬菜類的選擇方面，也要注重選用黃瓜、絲瓜、冬瓜等水分充足的鹼性蔬果來吃，一定要特別注意增加每天的飲水量，讓身體內的水分充足，使結石物質能夠更好地外排，避免沉積成結石。

**偏方名** 核仁冰糖粉。

【食　材】核桃仁一百二十克，冰糖一百二十克。

【做　法】將核桃仁用香油滚炸後取出，與冰糖一起研磨成細末，入罐備用。每次服六十克，開水送下，每日服四次，可化結石。

## 十二、慢性肝炎——

## 老中醫問診記

吳先生一直是肝炎帶原者，由於工作需要經常應酬，所以常常感到莫名疲倦。太太也覺得先生身體大不如前，趕緊求助老中醫。

剛開始幾年還只是口臭、食慾不振、精神不佳，但是現在開始發覺先生的眼睛沒神，眼白渾濁，還開始出現髮際線後移，色斑沉著臉上等眾多症狀，於是便帶著丈夫來找外公看診。

外公給吳先生做了詳細的檢查，發現吳先生的問題主要在於肝毒內蘊，肝氣鬱結，排毒不暢，表之於外便出現了脫髮掉發、色斑沉著、眼白混濁的表徵。外公認為，吳先生目前要從清肝排毒方面做起，要從食療上柔肝養血，這才是解決身體諸多問題的根本和關鍵。因此，外公開給一個枸杞首烏燉羊肝的方子，外公說，枸杞能夠清肝明目，這是中醫素來推崇的保健食品，何首烏可以補肝腎，助陰元，能夠理氣和經，對吳先生的身體大有好處，配合溫補滋陰的羊肝一同煮食，多吃可以提升吳先生的肝功能，生血養血，促進毒素疏泄。

吳太太按照外公的方子，一週給吳先生燉三次枸杞首烏燉羊肝，堅持吃了一個月，吳先生眼白混濁的情況完全沒了，而且色斑等問題有了很大的改善。最重要的是，吳先生明顯感覺精神煥發了，連口臭等困擾都沒有了，於是便堅持長期使用這個方子。

## 老中醫病理剖析

自古中醫有云：「肝竅於目」，意思是，眼睛是反應肝臟是否健康的窗口，肝好則目明，肝損則目濁，因此，中醫素有「清肝明目」的說法，養肝有利於名目，常有選用具有清肝瀉火、解毒明目作用的方藥，治療熱性眼病的做法。

隨著男性工作壓力的不斷加大，應酬、飯局不斷增多，罹患慢性肝炎有上升的跡象。煙酒過多，容易導致男性肝臟積累毒素、肝氣鬱結和濕毒內蘊，不利於肝臟疏泄功能的發揮，久而久之則影響身體的排毒機能，因此，調養肝臟是現代男性不可忽視的一件大事。

何首烏，從中醫醫理上講，可以補肝腎、益精血，對陰虛血少、精氣不足、頭髮早白、遺精等男性疾病有很好的食療作用。枸杞入肝、腎兩經，有滋補肝腎、益精明目、養血的功效，我國素有「枸杞養生」的說法，認為常吃枸杞能「堅筋骨、清肝目」。因此，何首烏和枸杞配合燉煮羊肝，能夠很好地滋陰補腎、養肝生血，對清肝明目更是事半功倍。

偏方名　枸杞首烏燉羊肝。

【食材】烏雞三百五十克，何首烏八克，瘦肉五十克，枸杞少許清水適量，薑片適量。

【做法】鍋中放入適量清水，將薑片、何首烏、烏雞、瘦肉、枸杞等放進鍋中，以大火燒開後轉小火燉四十分鐘，調味即可食用。

## 十三、男性掉髮——老中醫問診記

張建是一名程式設計師，今年才三十二歲。

照理說正值壯年時期，頭髮理應相當濃密，可是在他三十歲之後就發現掉髮問題非常嚴重，早上梳頭，一梳子下去便是十幾、二十根頭髮掉下來，現在已經開始有禿頭危機了，令他擔憂萬分。

脫髮、掉發是困擾不少中年男性的嚴重問題，張建就是這麼一個被脫髮問題困擾的男性。

張建嘗試過不少市面上所謂的生髮水和調理品，不但效果達不到，反而使頭髮更加油膩，加劇了掉發問題。張建四處打聽，幾番周折，終於來到了外公的診間。

外公替張建把脈問診，發現原來他主要是因為腎虛而導致脫髮的。便詢問張建平日裡的飲食習慣。張建說自己是程式設計師，有時一坐下來便是一整天，很多時候都是叫速食或吃碗泡麵填飽肚子。外公一聽，覺得營養是個大問題。便再看看張建的眼睛和發色，更加斷定張建是肝臟排毒不好、腎源不足所導致的脫髮問題。外公便給張建推薦了首烏桂圓烏豆粥這個偏方，還再三叮囑張建要多吃動物內臟來補腎。

外公說，若是飲食上不注意，食療調理做不好，脫髮問題還是解決不了，用什麼增髮劑和護理液也不管用。因此，張建一定要從一日三餐的均衡飲食做起，不能總吃泡麵和速食，晚上回家要勤快點，多做首烏桂圓烏豆粥來喝，脫髮問題便能有所改善。

張建聽從外公的吩咐，每天注意飲食均衡，還特別注重多吃動物內臟，比如豬肝、羊肝等食品來均衡營養攝取，晚上就吃首烏桂圓烏豆粥，大概三個月過後，張建的頭髮漸漸變得濃密了，再也不用擔心禿頂有礙儀表了。

## 老中醫病理剖析

脫髮本來是人體的正常生理功能，正常人一天掉三十根左右的頭髮。但是隨著壓力的不斷增大，不少男性出現「禿頭」現象，頭髮的生長和脫落數量不成正比，頭髮異常或過度脫落的現象，表現為頭髮過分油膩，如同焦枯發蓬，缺乏光澤，新長的頭髮根本無法跟得上掉發的速度，從而使男性兩鬢禿、髮際不斷後移，甚至形成禿頂，以致毛髮稀疏，有礙儀容。

外公說，早脫髮，不單是一個儀容問題，而且更是身體機能的反射。

外公認為：「腎藏精，主生殖，其華在發」，脫髮的病因主要在於腎臟和肺部。如果患者肝腎兩虛、氣血不足，血液迴圈功能降低，就會導致沒有足夠營養物質輸送至毛髮的現象出現，使毛囊得不到足夠滋養，引起脫髮。另外，因為肺主毛髮，肺功能不好或者降低，就會影響毒素外排，表之於外，則毛皮稀少甚至稀絕，導致脫髮甚至禿頂。

首烏在生髮、烏髮範疇是一個常用藥，而桂圓能夠滋陰補腎、溫補血氣，配合烏髮明目的烏豆同煮成糯米粥，多加食用能緩和肝腎虧虛、肺氣不調的症狀，對於脫髮患者是個很不錯的食療方。另外，外公還建議，患有病性脫髮的男性，可以多吃富含維生素A的食品，例如菠菜、韭菜、芥菜或蘿蔔等，因為維生素A能夠幫助人體維持上皮組織的正常功能，促進毛髮生長發育。另外，多吃豆類、帶魚、鯉魚、牛肉等含鐵量相對高的食物也對毛髮生長有比較明顯的益處。

**偏方名** 首烏桂圓烏豆粥。

【食　材】首烏十五克，桂圓二十五克，烏豆三十克，糯米一百五十克。

【做　法】首烏煎水，去渣取液，和糯米一同加水煮成稀粥，後放入桂圓和烏豆，煮兩個小時，待桂圓和烏豆爛熟即可加入冰糖調味食用。

# 第五章

# 眼耳口鼻的五官小毛病

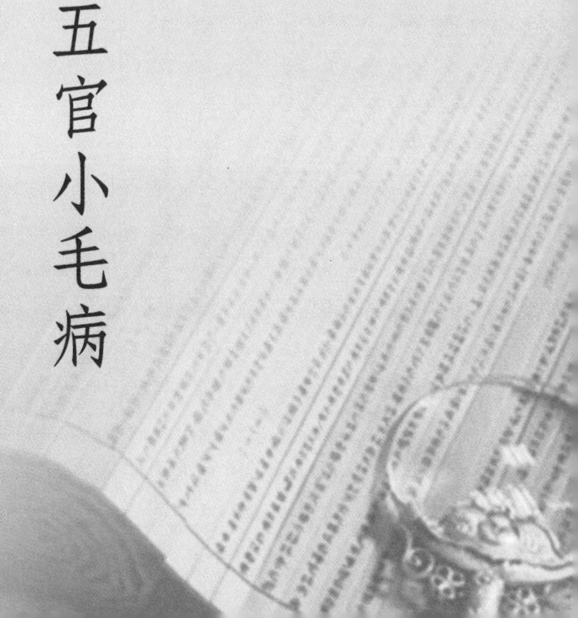

# 一、近視眼——

## 老中醫問診記

小琴走在運動場上，不小心被飛過來的足球砸到額頭，十分疼痛，感覺有點頭暈。對方問：「妳怎麼沒躲開呢？有沒有怎麼樣？要不要送妳去醫院？」小琴搖搖頭，連說不用就離開了。

事後小琴找了老中醫看診，發現額頭正中央的地方被足球砸紅了，稍有紅腫跡象，但是脈象平穩，氣息規律，估計只是皮外傷，讓小琴不必過於擔心。但是外公就很好奇了，足球朝臉上砸過來，又是砸在眼睛正上方的額頭處，難道小琴看不到嗎？怎麼不會躲開？小琴到底是反應遲鈍還是怎麼呢？外公便忍不住問了小琴這個問題。

沒想到小琴撇著嘴巴，說自己近視太厲害了，還真的是看不清足球的方向，等看清砸過來的方向，又已經晚了。小琴說，自從初中患了近視之後，大學連續幾年近視度數不斷加深，從初中的一百二十五度直接飆升到現在的七百多度，眼鏡一年不到就要更換，自己也很痛苦，加上有散光，不能佩戴隱形眼鏡，造成了自己生活和工作上的諸多不便。外公問小琴是不是眼鏡度數不精確了。小琴說這是新眼鏡，配了不到半年，估計是度數又加深了。外公便讓小琴摘下眼鏡，替她看看診。外公說，在飲食上補足，給疲勞的眼睛補充適當的營養，能夠有效緩解眼睛的壓力，減慢近視度數的加深。外公給小琴推薦枸杞肉絲燉魚膠這個偏方，讓小琴連續吃一個月看看效果。小琴聽後很高興，連續一個月都三不五時就燉這個藥膳，結果不到一個月，原來已經加深的度數有所減緩，眼鏡暫時就不用換了。

## 老中醫病理剖析

近視，是指眼睛在屈光靜止的前提下，遠處的物體不能在視網膜中彙聚成像，反而在視網膜之前形成了焦點，以致我們所看到的物件扭曲變形，模糊不清，出現看不清遠處事物的一種病症，是我們生活中的常見病。尤其是，伴隨著電子產品的廣泛應用，近視的人群有年輕化和嚴重化的雙重趨勢。

外公說，從中醫的角度來講，近視主要是由於虛勞精損、血氣不足、營養不均所致。因為，眼睛和視網膜所需的養分得不到充分地滿足，從而導致視網膜變形。因此，要防治或者緩解近視的病症，可以從日常飲食著手，慢慢調理，配合良好、科學的閱讀、工作習慣就能逐漸減輕近視的狀況。

偏方中，使用了枸杞、瘦肉和魚膠。枸杞有滋陰補腎、養肝明目的功效，對於清肝明目大有裨益，而瘦肉和魚膠能夠滋腎潤肺、養陰補血，三者一同入藥，對於長期看書、對著電腦工作的虛勞精虧型患者尤為有效，對應目昏不明、緩解近視、夜盲和視力不斷下降等症狀，有利於提升眼睛的健康，維持眼睛的內部平衡。

外公建議近視患者，可以多補充維生素A和維生素B，注重補鈣，少吃甜食。因為糖分過多攝入，容易使我們血液中產生更多的酸，這些酸與體內的鹽類，尤其是鈣質中和，會使血鈣含量降低，影響眼球壁的堅韌性，使眼軸拉長，形成近視。如果患者不注意飲食的話，眼軸會進一步拉長，屈光進一步加深，進而導致近視繼續加深。

**偏方名**　枸杞肉絲燉魚膠。

【食　材】枸杞五十克，瘦肉一百五十克，魚膠一百克。

【做　法】先將魚膠用沸水泡軟，剪成細絲，瘦肉切絲，枸杞泡水半個小時。在鍋中加入清水煮沸，後加入枸杞、肉絲和魚膠，大火煮沸後，將湯和材料轉到燉盅中，隔水燉兩個小時，加入調味料即可食用。

## 二、青光眼——

## 老中醫問診記

青峰是一名室內設計師，早年念書的時候患上了近視和青光眼。讀書的時候不覺得有什麼，但是工作後，發現青光眼不斷加深，造成很大的影響。

青光眼，是不少近視患者都會出現的眼疾，雖然非常常見，但也要重視。因為劉青峰是室內設計師，對於形態、採光等方面的感知度要很高，但是青光眼不斷加深，卻剛好削弱了他在這方面的穩定性，進而影響工作。

外公跟劉青峰說，青光眼的形成主要和眼部壓力的持續增長有關係，當壓力到達一定程度後，就會對眼球組織產生危害，久而久之影響到眼睛的形覺和色覺等方面，對人們的生活和工作有很大的影響。外公便建議劉青峰回家後多吃桂圓紅棗湯和核桃粉，還可以多吃番茄、胡蘿蔔等富含維生素C的食品，要注意適度用眼、多休息，避免老是搓揉眼睛。外公說，青光眼的患者，眼壓比較高，摘掉眼鏡的時候會因為眼壓而覺得眼睛發癢，很多人會忍不住去搓揉眼睛，這樣很可能使眼內毛細血管壓力加劇，更不利恢復視力，所以叮囑劉他一定要多加注意。

按照外公的偏方，他連續半年使用這兩個食療方，在每年一次的視力檢查當中，發現青光眼指數不再飆高，稍有緩解的跡象，於是繼續按照外公的叮囑，適度用眼，定時定餐。

## 老中醫病理剖析

青光眼，是指眼睛內部壓力間斷或持續升高的一種眼部疾病，而且發病迅速、危害性高，持續的高壓狀態會破壞眼內部組織，使視覺功能受到破壞。青光眼症狀是視力障礙、虹視[編按]、虹膜節段性萎縮[編按]、繼發性視神經萎縮，使患者出現形覺、色覺、光覺等方面的障礙，視力下降明顯。如果得不到及時的治療，可能會導致失明，因此，是必須加以重視的一種眼疾。一般來講，青光眼有三種程度，如果出現畏光、視線模糊、無端流淚以及眼瞼痙攣，表明患者可能已經發生青光眼了，需要加以重視。若出現角膜增大、水腫、混濁及後彈力層破裂，

---

【編按】虹視：注視燈泡等發光物體時，出現彩虹般的光暈等視覺現象，這是因為眼壓增高引起的角膜水腫，導致摺光改變；當眼壓恢複正常，虹視就會消失。

【編按】虹膜節段性萎縮：屬於一種急性充血性青光眼緩解期的臨床徵狀，由於高眼壓造成虹膜動脈供血障礙，導致缺血性節段或扇形萎縮。

說明青光眼的病情已經有了進一步發展。如果眼壓持續升高，視線影像有明顯改變，提示疾病已經加重到一定程度，必須及時就醫治療。

偏方中食用的桂圓、紅棗和核桃都有滋補陰血、明目補氣的功效，因此，外公建議青光眼患者可以在日常飲食中注意多加食用。同時，要多吃富含維生素C、維生素E、B族維生素的食物，因為維生素C能快速降眼壓，維生素E能恢復眼部受傷組織，B族維生素能有效地防止青光眼病情的加重。而含鍺的食物能給眼睛提供大量營養，使眼睛得到更好的恢復，可以多吃。

另外，外公說，合宜適度的用眼習慣是緩解青光眼的關鍵，建議患者要養成良好的用眼習慣，不要用髒手揉眼睛，也儘量不要用手接觸眼睛，空閒的時間要做眼睛保健操，或者多可以看看綠色的草地和植物。最重要的是，每天要保持充足的睡眠時間，因為充足的睡眠有助於加速眼睛恢復。

**偏方一** **桂圓紅棗湯。**

【食　材】桂圓肉三十克，紅棗十枚。

【做　法】將桂圓肉和紅棗洗乾淨，放入鍋中，加入適量清水，小火煮，直至湯有黏稠感，即可調味食用。

**偏方二** **核桃粉。**

【食　材】核桃仁三十五克，棗肉二十克，黑芝麻二十克。

【做　法】將核桃仁和棗肉洗乾淨，放入鍋中，小火炒至黃色，待核桃仁和棗肉九成熟時加入黑芝麻同炒，炒完之後將三者一起碾碎。

## 三、白內障——

### 老中醫問診記

老張是個酷愛下棋的老人家，可是一天卻發現自己下棋的時候老是看不清棋盤。除了得忍受棋友的嘲笑，甚至連周遭環境都看不清了，這才驚覺嚴重，於是趕緊求助老中醫。

外公進一步詢問老張看東西的情況。老張說，自己老是看東西模糊，有重影，看棋盤也是，幾個影子疊在一起，自己一時看不清，甚至會連棋子都看錯，輸棋是小事，但是若是眼睛壞了，老張可是擔心極了，因為兒孫還小，他說自己還想看看孫子寫的字、畫的畫呢。於是外公便繼續問老張是不是老會感覺眼睛周圍有像蚊子一樣的黑影亂飛，老張連連點頭。外公說，老張估計是患上老年人的常見病——白內障，若不及早治療，會進一步影響視力，等有怕光、迎風流淚等病症才開始下手就麻煩了。

外公再問老張有無膽固醇過高或者血壓、血脂偏高。老張說有一點，於是外公就建議老張多喝枸杞酒，還可以適當吃一點冬筍炒雞肝，由於雞肝膽固醇比較高，因此，在配菜分量上，外公建議老張以冬筍為主，雞肝為輔，注意適量，不過食即可。

於是老張便每天晚上飲枸杞酒，一週吃一次冬筍炒雞肝，大概幾個月的時間，老張的視力恢復得很好，可以看清棋盤，看清孫兒的圖畫了。

## 老中醫病理剖析

白內障，是一種由於水晶體混濁而引發視力模糊，迎風流淚、怕光，看到物體的顏色和形狀會出現變形彎曲等症狀的一種眼部疾病，多發生在中老年人身上，主要是因為中老年人隨著身體機能的退化，水晶體得不到足夠的養分所致。因為水晶體本身沒有血液供應，只能依靠我們眼睛的房水和玻璃體滲透提供滋養。但是老年人因為身體機能下降，營養吸收和消化的能力減弱，體內的機體代謝也慢慢退化，使水晶體營養不足，就會產生組織性彎曲變形。

外公認為，白內障主要是由於身體機能老化、遺傳因素、代謝異常還有眼睛局部營養不良所致。冬筍能夠通經活脈、利於開竅，配合滋補的雞肝一同食用，能夠滋陰涼血、養肝明目，有助於促進眼部的血液迴圈，改善視力。而枸杞具有清肝明目的效果。用枸杞泡酒，一方面能夠充分發揮枸杞的藥效；另一方面，糯米酒性溫，能夠行氣活血，加速體內血液迴圈，使眼睛和水晶體得到充分的血液供氧，進而改善眼球內環境，可以明目，改善白內障問題。

外公建議，有白內障困擾的患者可以在日常飲食中多吃番茄、菠菜、洋蔥、大白菜、四季豆以及草莓、橘子、柚、橙等含有維生素C的食物，還可以多吃葵花子油、花生油、穀類、豆類、肝、蛋和乳製品等富含維生素E的食品。因為維生素C有防止白內障形成的作用，能夠減少光線和氧氣對水晶體造成的傷害。而維生素E是維持血液含氧水準的一個重要保證，如果我們血液當中的維生素E含量偏低，就會增加水晶體氧化反應，進而使水晶體蛋白質變得混濁。

## 偏方一　冬筍炒雞肝。

【食　材】冬筍五十克，雞肝兩百克，薑、蔥適量。

【做　法】冬筍切絲，雞肝切片，和生薑一起放入鍋內爆炒十五分鐘，後加入蔥段，再稍炒片刻，即可調味食用。

## 偏方二　枸杞酒。

【食　材】枸杞一百克，糯米酒三百克。

【做　法】將枸杞用清水泡軟後，放入糯米酒中浸泡一個月，早晚喝一小杯。

## 四、耳鳴耳聾——
## 老中醫問診記

「耳朵老是嗡嗡嗡的迴響，像是耳鳴的樣子！」

小思擔任機場地勤服務員，還是年輕女孩的她，發現自己有聽力下降及耳鳴等問題，因此求助老中醫。

小思說，自己在機場工作，難免會經常接觸到機場噪音，公司本身也有相對應的防止員工聽力下降的措施，但是不知道為什麼，同事們都說聽力維持得不錯，就是小思的聽力下降得嚴重，而且晚上回家之後，還經常會有耳鳴情況出現，耳窩處「嗡嗡」聲的迴響，讓小思不得不重視。

外公給小思做了詳細的檢查，說小思陰盛陽衰，陽氣不足，氣息沒有到達耳窩，進而使耳部經絡瘀血阻塞，造成聽力減退，從而導致耳鳴、耳聾等症狀的出現。因此，外公推薦小思多喝木耳瘦肉湯和紫菜蘿蔔湯，還要注意補充維生素D，因為維生素D含量降低，將直接影響聽力的好壞。同時，外公叮囑小思要在工作中注意耳部的保健，工作中要做好防止噪音的預防措施，平時自己也不要老是塞著耳機聽音樂，如果要聽音樂，也要注意將音量調低一點，避免刺激到耳膜，影響聽力。

小思按照外公的叮囑，一週飲用四次紫菜蘿蔔湯，半年之後，聽力恢復正常，連耳鳴的問題都沒有了。

## 老中醫病理剖析

耳聾的致病原因很複雜，主要是由於聽覺神經和各級中樞發生病變所引起聽功能障礙，從而導致聽力減退的一種疾病。以前，多是由於老年人身體機能衰退而出現，但是近年來，分泌性中耳炎使兒童聽力減退的現狀不斷增加，依照其危害程度可分為輕度耳聾、中度耳聾、重度耳聾及極重度耳聾，聽力殘疾已嚴重危害我國人民生活品質和人口健康，是一種不容忽視的疾病。

除了生理性耳聾和病理性耳聾之外，隨著社會壓力的不斷加大，加之生活噪音等各種影響，現在，突發性耳聾也呈現出不斷上升的趨勢，外公認為，突發性耳聾主要是因為患者清陽之氣不能上達耳竅，耳部經絡瘀血阻塞，造成耳部的正常生理功能減退，從而導致耳鳴、耳聾等的發生。

除了多喝上述的兩味食療湯之外，外公還建議耳聾患者在日常飲食中要多注意補充維生素，因為維生素是人體所必需的微量元素，尤其是維生素D。因為維生素D對聽覺神經影響很大，如果體內缺乏維生素D，司聽功能的內耳聽覺細胞就會因為鈣化醇減少而發生退行性病變，從而導致耳聾的發生，因此，外公建議耳聾患者或者聽力有所衰退的人士，可以在日常飲食中多吃木耳、蝦、瘦肉、蘿蔔、牡蠣等含有豐富維生素D的食材，及時補充缺乏的維生素。同時，要限制脂肪類食物的攝入，因為脂類食物會使血液黏稠度增大，出現血液迴圈障礙，從而產生耳聾；避免食用煎、炸食物，少吃刺激性強的食物，少喝咖啡、濃茶等。

**偏方一　木耳瘦肉湯。**

【食　材】黑木耳三十克，瘦肉一百克，生薑適量。

【做　法】瘦肉切塊，黑木耳用水泡軟，放入鍋中加適量水，放入薑片，燉煮三十分鐘。

**偏方二　紫菜蘿蔔湯。**

【食　材】胡蘿蔔兩根，紫菜十克。

【做　法】胡蘿蔔切片，熱鍋下油，爆炒胡蘿蔔，後加水適量，燉煮十分鐘，再放入紫菜，即可調味食用。

## 五、中耳炎——

# 老中醫問診記

表姐和表姐夫是大學時期便「私訂終生」的伴侶，畢業後也一直關係良好。可是突然有一天，表姐跑到外公家說自己的男朋友得病了……

外公一聽便很緊張，趕緊問表姐到底表姐夫得的是什麼病。表姐說，不知道為什麼，近來幾個月，男朋友早上睡醒之後，老發現耳朵有膿水流出，想找外公看看到底是什麼病。外公說，大概就是得了坊間所稱的「爛耳朵」。表姐一聽「爛耳朵」三個字便很緊張，一心以為耳朵真的會爛掉。外公趕緊解釋道，「爛耳朵」是我們日常的俗稱，在醫學上稱之為中耳炎，不是指耳朵會爛掉，從中醫的角度來講，中耳炎真的不是什麼大病，只是五官疾病中的小病，根據她男朋友的症狀，稍作調理即可。她說男朋友的耳朵總是發炎，不時有膿液流出，伴隨些許異味。外公斷定是化膿性中耳炎。治療化膿性中耳炎不難，只要用核桃仁榨油、石榴花磨粉或者韭菜榨汁，敷在耳朵上即可。若是用了一週還沒有好轉，還是陸續有膿水流出，則要帶男朋友到外公家詳細治療。

隔了幾天，表姐說男朋友幾天就有好轉。表姐很高興，還特意帶了糕點送給外公。

## 老中醫病理剖析

中耳炎是生活中俗稱的「爛耳朵」，是指包括咽鼓管、鼓室、鼓竇及乳突氣房在內的耳部全部或局部結構出現發炎的疾病，屬於中醫「耳疳、耳濕」的範疇，有非化膿性及化膿性中耳炎兩類，其中分泌性中耳炎、急性化膿性中耳炎及膽脂瘤型中耳炎和氣壓損傷性中耳炎比較常見，而化膿性中耳炎更是多發，主要表現為耳內反覆流膿，病程纏綿，經常反覆發作，而且病情發展快，患者病發範圍廣，是生活中常見且需要引起重視的一種耳部疾病。

外公說，就實際問診情況而言，化膿性中耳炎多發於免疫力低下的兒童或者青少年身上，外公建議對於這些年幼的中耳炎患者，最好儘量減少刺激性強的藥物治療，因為小孩子身體器官嬌嫩，過於強效和刺激的西藥，容易造成孩子的身體負擔，可以嘗試從簡單、天然和副作用低的方法入手，減輕小兒的身體負擔。

同時，要注重培養健康的耳部保護習慣，在洗頭的時候可以選用專用的耳塞，保護耳朵，避免污水進入耳朵內，造成細菌感染。還有，就是揉鼻子的動作也很重要，因為七竅都是相通的，平時揉鼻子的動作，對於其他五官也有微妙影響。要教會孩子不要過分用力地亂揉鼻子，要教會小孩科學的揉鼻子方法，只要用手指壓住一側鼻孔，稍用力向外吹氣，鼻涕即可擤出，不要用力擠壓鼻子。

## 偏方一　韭菜汁。

【食　材】韭菜五百克。

【做　法】將韭菜洗淨晾乾後搗爛，或者直接用榨汁機濾汁，將韭菜汁裝入瓶內，加冰片（龍腦香）少許，使用前用雙氧水清洗淨耳內膿液後，滴入三滴，每日三次。

## 偏方二　石榴花散。

【食　材】石榴花數枚。

【做　法】先將石榴花烘乾，研成細末，再放入適量冰片（龍腦香），使用前先用雙氧水將耳內膿液清洗乾淨，再將粉末吹入耳內，一日兩次。

## 偏方三　核桃仁油。

【食　材】核桃仁數個。

【做　法】用榨汁機榨取核桃仁的汁液，或用紗布包裹加壓絞取核桃仁汁，用盌裝好，放入三克冰片（龍腦香），使其溶解。使用時，先用雙氧水清洗淨耳內膿液，然後將核桃仁伴冰片的油滴入耳內，每日兩次。

## 六、過敏性鼻炎——

## 老中醫問診記

「哈啾！哈啾！」衛生紙一張擦過一張。

彤彤是個鼻子很敏感的人，一到換季或到灰塵較多的環境中，就會不停地打噴嚏，鼻炎就會發作。

有一次，彤彤要見客戶，不料客戶所用的香水正好是彤彤鼻子的過敏原，彤彤在飯局上一直噴嚏不斷，客戶便不高興了，認為公司特意叫一個對香水敏感的彤彤前來招待，是對自己的不尊重，最後彤彤沒有拿下這份合約。

彤彤以前覺得鼻炎大概就是早上起來的時候打噴嚏，自己能處理得來，便沒有引起重視。可是放到工作性質上思考，發現鼻炎可是大事，誰都不知道下一個客戶會不會噴自己過敏的香水，也不可能讓對方遷就自己。再說，老是鼻炎，自己也不好受，噴嚏打多了，幾乎讓自己精神恍惚，嚴重影響工作和生活。於是，彤彤便下定決心，一定要將鼻炎徹底解決，在朋友的介紹下，就找到外公家來了。

外公說，鼻炎要注意內調外養，不少鼻炎患者都配備有各種防治鼻涕和噴嚏的噴霧，這是常見的，也有一定效果，但是從外在止住鼻涕和噴嚏卻遠遠不夠，鼻炎還需要配合內調型的食療。於是外公向彤彤推薦辛夷黃花瓜藤湯。

彤彤按照外公的吩咐，定時飲用辛夷黃花瓜藤湯，大概一個月的時間，彤彤的過敏性鼻炎居然好了起來，除了較嚴重的花粉、寵物等敏感原之外，對香水、灰塵等幾乎不再過敏了。

## 老中醫病理剖析

鼻炎，多發在換季時候，在醫學上稱為「變態反應性鼻炎」，患者會出現呼吸道變態反應，發病時間長的嚴重病患者可併發鼻息肉，會嚴重影響人們的生活品質和工作效率。中醫將過敏性鼻炎定義為「鼻鼽」，指由於人體受到外感邪毒侵犯，邪達鼻竅而導致患者出現陣發性鼻癢以及連續不斷地打噴嚏的一種疾病，主要是由火熱侵及陽明所致，有寒熱之分。主熱者，多由心火邪熱、燥侵臟腑所引起，需要在飲食中注意滋陰補腎、清熱解毒。而主寒者，多因肺臟蓄冷、腎寒卻補、腦冷肺寒等原因引起，需要注意溫補提陽，祛除內寒。而在日常生活中，肺脾腎陽氣虧虛的患者，一旦抵抗力不足，沾染風寒、花粉、不衛生的食物或者飲食不當，都會觸發陣發性鼻癢、打噴嚏、清涕長流，且反覆發作。

外公說，慢性鼻炎的主要特點是炎症持續時間長，一般病發時間會在三個月以上，或者反覆發作，期間會出現不同程度的鼻塞，分泌物增多，以清水樣的鼻涕居多，鼻黏膜會出現腫脹，嚴重的患者還會有呼吸困難的症狀。外公建議，患有鼻炎，尤其是慢性鼻炎的患者，應該更加注意內在調養，在飲食上選用合適的食材，可以多食用例如白蘿蔔、涼瓜等性寒的食品，有助肺胃祛熱，調理氣息；不適合食用過多的肉類，避免抽煙和喝酒，蔬果方面要忌口，切忌吃香蕉。整體飲食以清淡為主，酸甜苦鹹都要適量，口味不能過重；平日裡要多吃新鮮瓜果，不能吃魚蝦、黃魚、螃蟹、鱖魚、鯽魚和肥肉。

**偏方名**　辛夷黃花瓜藤湯。

【食材】辛夷十克，黃花菜二十克，絲瓜藤四十克，瘦肉一百克，生薑適量。

【做法】瘦肉切塊，將辛夷、黃花菜和絲瓜藤放進湯包內，加入生薑和適量清水，煎煮一個小時，即可調味飲用。

# 七、扁桃腺炎——

## 老中醫問診記

方太太帶著不到兩歲的孩子找老中醫看診，說孩子這幾天不肯吃飯，連水都不肯喝，就知道摳喉嚨。

說了幾句馬上嚎啕大哭，不知道孩子染上什麼奇怪的傳染病，非常憂心。

外公哄孩子張開嘴巴，一看，發現孩子是扁桃體發炎了，估計發炎不止一兩天，因為孩子語言能力不強，不知道怎樣表述自己的身體不適，就只能不停地摳喉嚨。外公說，孩子是扁桃腺發炎，伴隨有低燒，發熱的溫度不高，因為正值夏天，家長不注意，就會以為孩子只是玩熱了身體，容易被忽視。外公跟方太太說，孩子扁桃體發炎如果不及時治理，會引發發熱、感冒、支氣管炎其他發炎併發症。外公說，方太太的孩子屬於陰虛型扁桃體發炎的症狀，最好從滋陰補腎、理氣疏肝的食療著手調理，於是便教方太太做蒲公英蘿蔔粥給孩子治療。

外公還提醒方太太，孩子屬於陰虛火旺的體質，要注意多吃溫補滋陰、清熱解毒的食物，不能過分滋補，否則容易濕毒內蘊，燥盛而不能選。

方太太按照外公的偏方，做了幾天蒲公英蘿蔔粥給孩子吃，孩子的扁桃體發炎症狀神奇地好了，而且進食情況比以前還好。

## 老中醫病理剖析

扁桃體炎，是一種扁桃體的炎症，以溶血性鏈球菌感染為主，臨床上分為急性和慢性兩種，主要症狀是發熱、咽痛及咽部不適感，還可能引起鼻、耳以及心、關節、腎等局部或全身的併發症。患者多會出現咽痛反覆發作、頭痛、四肢無力、咽喉異物感、口臭、消化障礙等症狀，如果有上述症狀就要首先自行檢查自己的扁桃體狀況。

外公說，中醫學將扁桃體發炎分為實熱和陰虛兩種。如果患者發病時會出現咽乾舌燥、喜歡冷飲、咽喉腫痛、大便不暢等症狀，則多為實熱性扁桃體發炎，需要清熱排毒、利尿祛濕。如果患者有喉嚨咽乾無痰，吞吐明顯有異物感，精神差，則是陰虛型扁桃體發炎，需要健脾益胃、滋陰補腎、固本培元。

偏方中的主要食材是蒲公英和白蘿蔔，蒲公英性微寒，能夠清熱解毒、消毒抗菌，對於溶血性鏈球菌的消除有比較顯著的功效，多用在扁桃體發炎、乳腺炎等炎症的臨床治療上，有比較好的輔助療效。而白蘿蔔性微寒，能夠清熱解毒，幫助患者清除體內的燥熱濕毒，配合溫和的橄欖肉煮成稀粥，多吃能夠降火解毒，幫助對抗病毒，防治扁桃體發炎。

另外，外公提醒，尤其扁桃體病發以急性扁桃體發炎居多，因此，飲食方面可以多加注意，對扁桃體發炎進行防治，最好以清淡飲食為主，多吃綠豆湯、稀米粥、馬蹄水、粳米粥等流質食物，既能清熱解毒，又能潤滑腸道，幫助毒素和細菌外排。要多吃蔬菜、水果和豆類食物，滋養咽喉和臟腑，切忌使用辣椒、芥末、大蒜、薑、蔥等刺激性食物。

**偏方名** 蒲公英蘿蔔粥。

【食　材】蒲公英二十克，橄欖二十克，白蘿蔔五十克，白米兩百克。

【做　法】將蒲公英搗爛裝入小布袋中，水煎二十分鐘後去渣取汁，再用汁液與橄欖、蘿蔔煮成稀粥，煮一個小時即可調味食用。

## 八、牙周發炎——

# 老中醫問診記

伊美和很多女孩子一樣，非常害怕看牙醫。當可怕的機器聲音響起，伊美整個人就差點要暈厥過去，更別說乖乖張開嘴巴了！

伊美今天來到外公家看診，嘴上說想尋求溫和的解決之道，實際上就是害怕去看牙醫。外公詢問了伊美的病情，伊美說，自己上周開始發現牙齦腫痛，剛開始以為是虛火上升，便喝了幾杯涼茶，可是不見好，情況還進一步惡化，於是便鼓起勇氣，去看了牙醫，牙醫說伊美得了牙周炎，先用消炎藥治療，之後還要進一步清理牙石等。伊美一聽到要連續一個月斷續跑去看牙醫就很害怕，就想問外公有無中醫偏方可以治好牙周炎。

外公替伊美做了檢查，發現伊美的牙周炎還不算嚴重，於是便建議伊美從食療上調理，若真不行再去醫院看牙醫。伊美一聽可進行中醫調理便大為歡喜，趕緊詢問外公細節。外公說，伊美可以多吃豆腐肉末蛋花湯和豆腐紫菜鮮蝦湯。伊美一聽傻了眼，簡單的湯膳真的能治好牙周炎嗎？有點半信半疑。外公便說，牙周炎主要是因為身體內缺乏B族維生素和維生素C，如果在湯膳和飲食上多加調理，注意用豆腐、紫菜、海鮮等補充維生素，對於治療牙周炎是很有幫助的。

伊美很高興，一聽到不用吃苦藥，不用看牙醫就很歡喜，接下來的一週，伊美交替用外公的兩個偏方煲湯，沒想到效果真的很好，牙周炎很快就好了。

## 老中醫病理剖析

牙周炎，是指主要由局部因素引起的牙周支援組織的慢性炎症，是一種常見的牙齒疾病，主要表現為牙周膜被破壞，形成牙周袋，牙周附著喪失，牙齒鬆動，嚴重時牙周膿腫，或是牙齒周圍附著齦水腫，色澤、形態與齦炎相似，牙齦點彩消失等症狀。由於牙周炎初期病發時，並無明顯的症狀，很容易被忽視，但是當病情進一步嚴重時就會出現特有的症狀，因此，一旦出現牙周溢膿，袋內有膿性分泌物存留，口臭，輕按牙齦可見溢膿，局部有牙石、菌斑、不良修復體或食物嵌塞等現象存在，人們就要加以重視，儘量及時治療，否則容易因為牙周炎而拔牙。

外公說，牙周炎其實是可以防治的，患者或者出現早期牙周炎症狀的人，要注意B族維生素和維生素C的攝入，因為B族維生素有助於消化，能保護口腔組織，維生素C可調節牙周組織的營養，有利於牙周炎的康復，像偏方中使用的瘦肉、雞蛋、魚蝦和豆腐，屬於高蛋白質的食材，可以為損傷組織修復提供必需的原料，增強機體抵抗力及抗炎能力，有利於牙周炎的防治，無論是牙周炎患者還是基於預防的需要，大家都可以多加食用，只要不是過食即可。

**偏方一　豆腐紫菜鮮蝦湯。**

【食　材】豆腐兩塊，紫菜五十克，鮮蝦一百五十克，薑蔥適量。

【做　法】豆腐切丁，紫菜、鮮蝦洗淨，沸水中放入適量生薑片，倒入紫菜和豆腐，煮沸後，往沸水中放入鮮蝦，煮三十分鐘，即可調味，喝湯吃蝦。

**偏方二　豆腐肉末蛋花湯。**

【食　材】豆腐兩塊，瘦肉一百克，雞蛋兩個。

【做　法】豆腐切塊，瘦肉切成肉末，雞蛋打散，沸水後放入肉末和豆腐，煮三十分鐘，放入打散後的雞蛋，即可調味食用。

## 九、口瘡——

# 老中醫問診記

陳先生因為口瘡反覆不好，便求助老中醫。

「自己到藥房買藥，選擇一些清涼去熱的食品，以為症狀好了，可是沒過幾天，口瘡又在口腔別處重新長出，導致自己張嘴、刷牙和喝水都會有疼痛感，非常不便。」

外公讓陳先生張開嘴巴給他做個檢查，外公說，陳先生之所以口瘡反覆主要是由於體內腸胃熱毒難清，從而導致口瘡的發生。

外公便問陳先生，最近有無吃特別燥熱的東西，例如燒烤、麻辣火鍋等的。陳先生說都沒有，就是冬天來了，家裡多少會做點羊肉湯、豬骨湯等進補的食品。外公說，羊肉湯和豬骨湯本是溫補，但是陳先生體內燥熱未清，多吃羊肉等食材就會加劇內熱。因此，外公建議陳先生可以多喝蓮心橘皮甘草茶，剛開始的幾天可以代茶飲用，等情況有所緩解之後，一天喝一杯即可。

陳先生按照外公的叮囑，連續一週飲用蓮心橘皮甘草茶，結果一週下來，竟然全好了。

## 老中醫病理剖析

口瘡，就是現代醫學上所講的「口腔潰瘍」，多數由局部創傷、細菌感染、激素分泌等因素引起，指發生在口腔黏膜上，表面性的潰瘍，由米粒大小至黃豆大小不等，呈現圓形或橢圓形，表面潰瘍，周圍充血。

外公說，口瘡是一種多發性且病因複雜的口腔疾病，是自身免疫系統的一種生理反應，也就是由於外界因素的影響，使人體正常的免疫系統對自身的組織抗原產生免疫反應，可以引起組織破壞而發病。外公認為，燥火內蘊，損傷津液，津液傷則炎生，口瘡易發；飲食不節，火熱內生，損傷心肺陰津，容易導致口腔發炎；腎虛陰虧，虛火內生，也會相對容易出現口瘡發炎；另外，肝火鬱結，鬱而化火，心火下移於小腸，經脈絡而上發於口，也是導致口腔的一大元凶。比如說偏食，消化不良，腹瀉，發熱，睡眠不足，過度疲勞，精神緊張，工作壓力大、月經週期的改變等因素會使身體免疫力下降，導致免疫功能紊亂，造成口腔潰瘍的頻發。

外公建議，口瘡患者，或者容易出現口瘡反覆發作的人士，可以多吃含鋅較多的食物，比如牡蠣、動物肝臟、蛋類、花生、瘦肉、核桃等含鋅食物。還要注意多吃富含維生素的食物，比如番茄、胡蘿蔔、白菜、白蘿蔔、菠菜等富含維生素$B_1$、維生素$B_2$、維生素C，多吃可以加速口腔創面的癒合。

偏方名　蓮心橘皮甘草茶。

【食　材】蓮子心五克，橘皮五克，甘草八克。

【做　法】將上述三種食材放入沸水中，悶蓋泡三十分鐘，即可當茶飲用。

## 十、口臭——老中醫問診記

阿棟是個三十出頭的單身男子，是一位調酒師。

可是沒想到卻因為患有口臭，一直交不到女朋友，使他非常困擾！

由於工作關係，基本上晚上都要到淩晨才能入睡，加上本身有酗酒的習慣，也抽煙，久之就形成了口臭。

剛開始的時候，阿棟還年輕，以為口臭就是因為有點異味，只要注意別和別人面對面太接近地交談就好。豈料，口臭問題一直不好，到了三十歲了，還沒找到女朋友。前後交往過幾個，在進一步接觸的時候，對方都稍有嫌惡，認為口臭可能是身體有問題，又或者是阿棟本身不注重儀錶衛生等，讓阿棟一直單身，到了不惑之年，阿棟便開始正視口臭這個問題了。於是，阿棟便來到外公家，希望找外公幫忙。

阿棟還說，他知道自己有口臭的問題，但刷牙、漱口等程式他都積極做好，還經常咀嚼口香糖，或者噴口氣清新劑，就是解決不了口臭。外公給阿棟認真地檢查了一番，發現阿棟主要是因為燥火亢盛，腎陰不足，加上睡覺較晚，錯過了肝臟排毒的最佳時機，而且還煙酒過多，從而使體內毒素積聚，無法外排而導致口臭，為此外公建議阿棟多吃黃瓜粥。因為黃瓜粥有清熱解毒、瀉火滋陰的功效。

阿棟按照外公的偏方，經常食用黃瓜粥，一個月過後，阿棟的口臭好了，現在跟別人交談也不用擔心口臭的尷尬了。

老中醫病理剖析

口臭，就是我們日常生活中俗稱的「口氣」，是一種從人口中散發出來的使自己尷尬、令別人厭煩的難聞的口氣，多指從口腔或其他充滿空氣的空腔中如鼻、鼻竇、咽，所散發出來的氣體。通常情況下，人們都不會將「口臭」看成是一種病，但實際上，口臭本身是一種反應人體內部機能出現狀況的疾病，是需要治療的。

外公說，引發口臭的原因有很多，有的是臨時性的原因，比如熬夜後、吃過煎炸食品，或者吃過辛辣刺激食物之後，都有可能引發短暫性口臭，這些短暫性的口臭一般能夠在自身的調節下得到緩解，不治而癒。但是也有的人不熬夜不上火，卻長期口臭，這到底又是為什麼？外公認為，口臭主要和我們的日常飲食有關，飲食不節，比如說平時喜歡吃冷飲，使胃功能被寒邪所困、燥火旺盛，就會形成口臭。

又比如說，如果呼出酸蘋果味的口氣，就說明體內很可能是腎功能受損，出現毒素蓄積。因此，要解決口臭問題，日常飲食是最根本、最直接的方法。黃瓜粥能夠清熱消渴，利水祛濕，消腫解毒，經常飲用，可以用來治療由肝火旺盛，熬夜上火，內濕熱所引起的口乾、口臭。同時，口臭患者平時應以清淡的飲食為主，應多喝水，多吃新鮮果蔬。飲食切忌辛辣刺激和油炸的食物，尤其是容易在口腔內殘留異味的大蔥、大蒜等。如果是頑固性口臭或者反覆性口臭的患者，可以在每頓飯後堅持刷牙，每次就餐前為避免產生口臭，可以深呼吸二十餘次；特別要注意的是，患者的睡眠時間不宜過長，因為過多的睡眠更容易導致口臭。

**偏方名** 黃瓜粥。

【食 材】黃瓜五十克，粳米一百克。

【做 法】黃瓜切成小片，與粳米同煮成粥，煮熟後稍作調味便可服用。

# 第八章

# 外科疾病一把罩

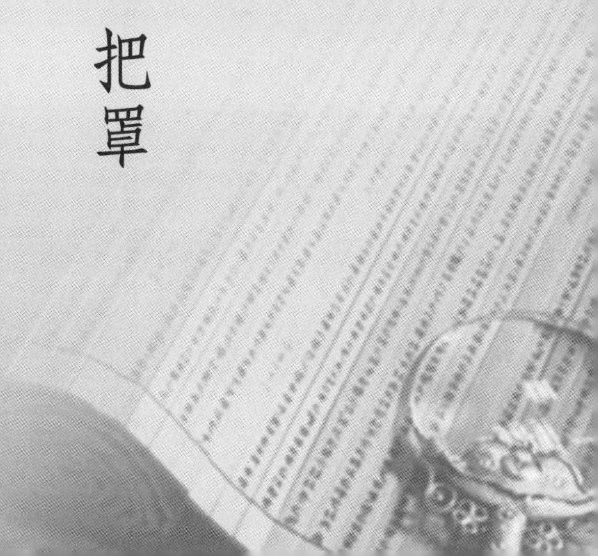

## 一、風濕關節痛——

### 老中醫問診記

老何今年五十二歲，妻子比自己小五歲。由於妻子出生在廣東著名的海港城市，年輕的時候常出海，導致現在四十七歲便開始出現類風濕性關節炎的病症。

老何在公司聽人提起老中醫的診療，效果很好，而且多用食療作為治療方法，老何琢磨著這種治療方式比較適合體弱的妻子，於是便帶著妻子來找外公。

外公給老何的妻子檢查了一下，發現她屬於陰元不足的體虛型患者，估計是因為早年涉水，經脈閉塞，外邪不得以外排，久留經脈之中，導致血瘀、血滯而引起的風濕關節痛。因此，外公建議何太太應該要從滋補陰虛、固本培元為主，於是便推薦禾蟲乾雞肚湯給何太太。外公說，禾蟲本身是一種蛋白質非常豐富的食材，曬成禾蟲乾後，和烏雞、雞肉、豬骨、老鴨等食材一起煮食，能夠溫補和中，還能祛除內寒，因此，外公建議何太太可以多吃。祛除內寒、痛經活絡，便能有效緩解何太太的風濕性關節炎了。

何太太按照外公的囑咐，托人買到了禾蟲乾，便一週飲用三次禾蟲乾雞肚湯，結果半年之後，何太太的風濕性關節炎竟然不治而癒了。何太太覺得效果非常好，還經常煮給老何吃，作為保健食品。

## 老中醫病理剖析

風濕性關節炎是指人在感染風寒濕邪後，所引發的以肌肉、關節疼痛為主要表現的慢性全身性自身免疫性疾病，嚴重者可導致關節功能障礙，甚至殘廢。表現為疲乏無力、肌肉酸痛、體重減輕、脈搏增快、發熱、關節對稱性地紅腫、熱痛等症狀。

外公認為，有兩種情況較容易導致風濕性關節炎。第一種情況是，患者素體虛弱，兼外邪入侵，由於身體虛弱，內部理律不穩，正氣不固，在外邪入體時，不能依靠自身抵抗力抵抗外邪，致使外邪留在經絡、關節和肌肉中，使氣血閉塞，就會出現風濕性關節炎。第二種情況是，外感風寒濕邪，在天氣變化，季節轉換的時節，由於溫度冷熱交替，使關節產生病變，又或者因為家居潮濕，手腳經常涉水，外邪直接通過肌肉關節和血脈進入體內，就容易出現風濕性關節炎。

外公說，風濕性關節炎的治療，最重要的是側重針對性，不能一概而言。比如說，身體有發熱、咽痛、便秘等症狀的患者，多是風熱型關節炎，多為關節遊走性疼痛，需要清熱解毒，潤滑腸道，健脾開胃。而低燒、胸悶、食慾不振、關節腫痛等症狀的患者，多為風濕性關節炎，需要解熱祛濕，應該多吃寒涼性質的食品，例如薏米、綠豆和鴨梨等。而畏寒怕冷、食慾不振的患者，多為寒濕關節炎，多數是關節腫痛有積液，應該多吃溫熱性的食物，例如豬牛羊、生薑等。而出現肌肉萎縮，關節畸形疼痛，面色無華，消瘦等病症的患者，多是肝腎虧虛引起的，適合多吃如甲魚、雞肉、鵝肉、桂圓、芝麻等溫補性的食品。

**偏方名**　禾蟲乾雞肚湯。

【食　材】雄雞一隻，禾蟲乾三十克。

【做　法】將雄雞的內臟掏乾淨，將禾蟲乾和適量薑片塞進雞肚裏面，再用針縫好。將雄雞整個放入燉盅中，加入適量清水，隔水燉兩個小時，待雄雞爛熟調味即可食用。

# 二、頭痛症——

## 老中醫問診記

「剛開始出現頭痛的時候，自己以為是經期將近，所以沒有多加理會，後來由於頭痛，經常出現失眠狀況，老是睡不踏實，第二天醒來，頭痛又加劇，進入了一個惡性循環。」蔣小姐拄著頭說著。

老中醫：「頭痛，是都市人常有的一種可怕疾病。」

蔣小姐是一家外商公司主任，每天都要負責審批不少的文字資料。最近她就被頭痛困擾得吃不消。

蔣小姐便特意飲用各種調理氣血的口服液，一心以為自己是氣虛血弱導致的頭痛。可是喝了幾個療程，花費不少金錢，卻不見功效，頭痛還是繼續纏著她。一次聚會，從老同學那邊打聽到外公這位老中醫，於是找上門來，希望找外公看診。

外公望、聞、問、切一番，發現她主要是由於飲食不節、血瘀血滯所導致的頭痛，就是血脈不暢導致上達腦部的供血不足因此引發頭痛。雖然說市面上的補血口服液對於女性補血、養血也會有所功用，但是卻不能針對蔣小姐這種瘀血型頭痛。因此，外公建議她可以一週服用兩次山藥枸杞燉豬腦來緩解頭痛。此方能夠活血行氣、祛風除痛，比較適合她的體質。

蔣小姐按照外公的方子，一週燉兩次山藥枸杞燉豬腦來吃，結果堅持了大概兩個月的時間，頭痛便沒有再犯了，不再因為頭痛而失眠，影響工作。

## 老中醫病理剖析

頭痛，是指頭顱上半部、眉弓、耳輪上緣、枕外隆突連線以上的部位出現疼痛症狀的一種疾病，是現代人常見的一種文明病，成因比較複雜，臨床表現也比較繁多。患者如出現頭部脹痛、牽扯痛、搏動性跳痛、電擊痛等症狀，很有可能是血管性頭痛；如果是眼眶周圍搏動性疼痛或脹痛，可能是腦血管病性頭痛；如果是枕部出現跳動性脹痛或撕裂樣劇痛，很有可能是顱內感染引發的頭痛；若頭部出現緊箍感或重壓感且部位不固定，有游離性疼痛的症狀，則多為功能性頭痛。

外公說，上述偏方中所使用的藥材，有活血行氣、祛風止痛的功效，能夠較好地改善頭痛症狀，尤其對血管性頭痛有比較好的輔助療效。外公還說，因為頭痛多由血瘀不行、氣息不調引起，因此，注重日常飲食調養，對於改善頭痛或者預防頭痛的發生都有比較顯著的功用。例如，黑木耳營養豐富，性平，能夠補氣益智、潤肺補腦、活血止血，就非常適合頭痛者多加食用。苦瓜性涼，有祛熱、明目、清心的功效，適合燥熱內蘊、血瘀不暢而頭痛的患者食用。羊肉暖中補虛、補益中氣，則適合氣虛血虧、氣血不足而頭痛的患者多吃。還有黃鱔，因為營養豐富，補益氣血，也特別適合氣血兩虧而引發頭痛的患者作為日常飲食。

外公還提醒，有頭痛症狀的患者，要更加注重日常作息的規律性，飲食以清淡、易消化為主，忌食辛辣、油膩。要適當加強運動量，積極鍛鍊身體，以促進氣血運行，濡養腦髓。平日裡要多注意休息，防止勞累，保證充足的睡眠，以利於正氣的恢復。

**偏方名**　山藥枸杞燉豬腦。

【食材】山藥、枸杞各三十克，豬腦一個，調味料適量。

【做法】將山藥、枸杞和洗淨的豬腦放入鍋中，加入生薑適量，燉煮兩個小時後放入適量黃酒，再煮十分鐘即可調味飲用。

## 三、頸椎不適——

## 老中醫問診記

「怎麼頭部動彈不了？好痛啊！」

文迪從事辦公室文書工作，長期坐在電腦前，加上坐姿不正確，導致頸椎老是酸軟疼痛。

一開始，文迪並沒有重視，以為活動活動一下，頸椎就會恢復正常了。沒想到一個月過去了，文迪的頸椎不但沒有好轉，反而更加嚴重了，因為頸椎不適期間，文迪並無糾正坐姿，也無從事適當的體育運動，導致現在頸椎疼痛程度加劇，連晚上睡覺，頸椎一受力就會疼痛難受。文迪覺得這樣下去可不是辦法，便來外公這邊求診。

外公對著文迪的頸椎關節逐一按壓了一下，從頸椎關節移位元的情況上看，文迪的頸椎病多是由於後天坐姿、睡姿不科學及缺乏護理和運動所致。外公便給文迪介紹了葛根煲豬脊骨這個方子。可是文迪一聽是個老火湯，便向外公求助說，自己一個男孩在外工作，不具備總是三天兩頭煲老火湯的條件，問外公有無簡單一點的方子。外公見勢，便向文迪推薦天麻燉魚頭，外公說，天麻對於暢通經絡非常有效，所謂「通則不痛、痛則不通」，天麻用於舒緩頸椎、關節和經脈的閉塞是確有奇效的。加之天麻燉魚頭製作比較簡單，比較適合文迪這種單身男孩。

文迪便按照外公的方子，連續一個月，每隔一天便吃一次天麻燉魚頭。結果一個月不到，文迪的頸椎病得到了很好的緩解。

## 老中醫病理剖析

頸椎不適，指因為頸椎退行性病變而引起頸椎管或椎間孔變形、狹窄因而刺激、壓迫頸部脊髓、神經根，引起相應臨床症狀的一種疾病，以中老年病發居多。當然，頸椎疼痛也有生理性和病理性的區別。所謂生理性，比如說晚上睡覺的時候，枕頭高度不適宜，造成落枕或者頸椎有承托壓力，以至頸椎疲勞；又或者是從事彎腰、搬運等重活之後，頸椎也會相應地出現酸痛，這些情況之下的頸椎疼痛是暫時性、生理性的，是頸椎神經對身體動作的正常反應。但是也有病理性的頸椎病，主要是由神經病變所引起，患者可以從以下幾個方面自查。初期，如果患者眼窩發脹，視物模糊，瞳孔散大，就是頸椎病可能已經在初級階段了。如果患者出現上眼皮有痣，伴隨有經常頭暈的症狀，就是頸椎病已經產生。如果在初期沒有引起重視，頸椎病沒有得到及時的治療，患者就會四肢發冷，手麻木，面色蒼白且有手足刺痛的症狀，頸椎病已經出現加重的趨勢，需要及早求醫。

兩款偏方所用的食材能夠補益肝腎，益氣養陰，祛風通絡，適合頸椎病患者多加食用，同時也適合中老年人用來作為防治出現頸椎病的食療方。外公建議，患有頸椎病的患者，應該多吃公雞、鯉魚、黑豆、苦瓜、排骨、絲瓜等食材。公雞、鯉魚和排骨能夠滋陰補氣，溫補和中，而苦瓜和絲瓜、黑豆能夠幫助患者舒筋活絡，暢通血脈，對於防治頸椎病都有比較好的食療功效。

**偏方一　天麻燉魚頭。**

【食　材】天麻十克，鮮鱅魚頭一個，生薑適量。

【做　法】鱅魚頭切塊，將天麻、生薑放燉盅內，加入魚頭，清水適量，隔水燉一個半小時，調味即可。

**偏方二　葛根　豬脊骨。**

【食　材】葛根三十克，豬脊骨五百克。

【做　法】葛根去皮切片，豬脊骨切段，共放鍋內加清水適量　一個小時，即可調味食用。

## 四、眩暈症——

## 老中醫問診記

安小姐在兩年前小產後，身子就一直不好，常有眩暈的病症出現。於是安小姐在丈夫的陪同下求助老中醫。

丈夫說，兩年前，由於胎氣不正，妻子小產了，隨後因為妻子肝功能不好，需要輸血才得以保存健康。小產後，為了調養妻子的身體，丈夫就沒讓妻子工作，安小姐就一直在家休息，幹點家務活，但是身體一直不見起色，無論怎麼吃進補的食材，都沒有用。有時候喝了些甲魚湯什麼的，安小姐還會因為腸胃受不了，而發熱或者嘔吐。

外公給安小姐檢查了一下，發現確實是氣血兩虧的患者，有眩暈症狀主要是因為血氣不暢、大腦供血不足、缺氧所致。針對安小姐的體質，外公建議安小姐要養血、生血，就要先做好養肝，要養肝則要先養胃。安小姐和丈夫聽得一頭霧水，外公細心解釋。外公說，安小姐脾胃虛弱，吸收不足，所以導致吃進去的補品發揮不了作用，無法被人體所吸收；補品吸收不了，則會影響肝臟的排泄功能，肝不好，則不納氣、不生血，進而加重了氣血兩虧的情況。因此，外公建議安小姐可以先吃一週的天麻燉豬腦，先通經活絡；隨後吃一個星期的葛根粥，用作健脾開胃；再吃黃芪燉羊頭，作為補腎壯陽氣之用；最後，則要在平日多吃艾葉煮雞蛋。

安小姐嚴格按照外公的偏方和步驟，食用上述四個偏方，半年後，安小姐的身體好了，還順利懷孕了，安小姐和丈夫非常感激外公的有效偏方。

## 老中醫病理剖析

眩暈，是指人體對空間定向或平衡出現感覺障礙的一種疾病，病發的時候，大部分患者會感覺外界環境中的事物在旋轉，還有少數患者感覺事物在擺動或者搖晃，甚至感覺自身在一定平面上轉動或者搖晃。臨床表現為：頭昏腦脹，頭暈，可能是由貧血、睡眠差、緊張、腦供血不足、頸椎病、身體虛弱、心血管病、高血脂症、高度近視等因素引起；久蹲或者久坐後突然起身，會感到雙目發黑，眼冒金星，出現昏厥現象的，也屬於眩暈的一種。根據臨床病症和病發機理的不同，眩暈在現代醫學上主要分為前庭系統性眩暈（真性眩暈）和非前庭系統性眩暈（頭昏）兩種。

外公說，從中醫的角度來講，眩暈的成因主要有三個。如果患者有口苦、舌頭發紅、舌苔暗黃的症狀，則為肝陽上亢型眩暈。如果患者多有面色蒼白、舌苔淡白、頭髮暗淡無光、脈相虛弱等症狀，則是氣血兩虧型眩暈。而如果患者舌質發紅、身體燥熱，有耳鳴情況出現，則是陰虛生熱而導致的眩暈。

外公建議，容易出現眩暈症狀的患者，應該在日常飲食中，多吃瘦肉、蛋類、粳米、水果和蔬菜，以及雞肉、牛肉、豬腦、羊腦等營養豐富、新鮮清淡的食物。要避免食用辣椒、大棗、黃精、芥菜和蜂蜜。因為辣椒性燥，多吃容易肝火過旺，導致眩暈。大棗性溫能補氣益血，但是大棗滋膩助痰，眩暈患者多吃容易加重痰濁中阻，使眩暈者痰濕加劇，因此應該忌食。黃精也是痰濁中阻、清陽不升之物，眩暈患者要避免食用。另外，芥菜會生熱助火，使患者肝火內熾，不利於眩暈的治療，因此應該禁食。還有蜂蜜，很多患者會認為蜂蜜能夠補中益氣，而且能夠幫助排毒，便多加食用。其實，蜂蜜需要因人制宜，蜂蜜本身能夠補中益氣，對身體有益，但是蜂蜜有黏膩壅滯之弊，如果患者是痰濁中阻以致眩暈的話，就要避免食用蜂蜜了。

## 偏方一　天麻燉豬腦。

【食　材】天麻十克，豬腦一個。

【做　法】將豬腦洗淨，和天麻一起放入燉盅內，放入適量水，隔水燉熟即可食用。

## 偏方二　葛根粥。

【食　材】鮮葛根適量，沙參、麥冬各二十克，粳米七十克。

【做　法】將鮮葛根洗淨切片，與沙參、麥冬和粳米放到一起煮成粥。

## 偏方三　艾葉雞蛋湯。

【食　材】四到五月的生艾葉五十克，雞蛋三個，黑豆三十五克。

【做　法】將上述原材料一起加水煮熟服食。

## 偏方四　黃芪燉羊頭。

【食　材】完整的羊頭一個，包含羊腦在內，黃芪二十克。

【做　法】將上述材料水煎服食。

# 五、痤瘡——

## 老中醫問診記

麗麗是高中生，由於不習慣寄宿生活，臉上便長滿了青春痘。

剛開始，麗麗都不在意，認為青春期多少是會長點青春痘的，可是後來，痘痘越長越多，有爬滿兩頰的跡象，加上小女孩喜歡用手擠壓，就造成一個深深的印痕。

媽媽看著就覺得難以安心，便趕緊帶到外公家，看外公有無方子可治療痘痘。

外公看了麗麗的痘痘後說，這是典型的痤瘡，也就是俗稱的「青春痘」，但可能由於住校的緣故，床被的換洗頻率不高，導致蟎蟲滋長，所以她的「青春痘」伴隨有蟎蟲感染的跡象，需要內調外治。外公說，麗麗主要的問題是脾胃不和，導致身體毒素外排的功能不暢順，使毒素蘊結，從而外發成痤瘡，因此，針對在學寄宿的條件，外公給她開了蜂蜜紅棗茶，溫中補血的同時能夠幫助排清身體內的毒素。另外，外公建議麗麗最好一週洗換一次床單，避免蟎蟲感染，平時要保持臉部衛生，勤洗臉，不要用手抓臉部，保持衛生。

大概一個月之後，外公在商場碰到麗麗的媽媽，麗麗媽媽說，麗麗按照外公的偏方飲用蜂蜜紅棗茶，效果很好，加上養成了科學衛生的習慣，現在臉上的痘痘沒了，剩下一點點痘印，也在逐漸消退。外公便說，蜂蜜紅棗茶是個對女生很好的保健品，多喝對於調理月事也是非常有好處的，加上麗麗學習壓力大，外公便跟麗麗媽媽說，讓麗麗也能常喝蜂蜜紅棗茶。

## 老中醫病理剖析

痤瘡，聽著很可怕，但是卻在不同年齡階段出現在我們的身上，其實，痤瘡就是我們俗稱的「青春痘」，實際上是一種慢性炎症性毛囊皮脂腺疾病，多發於面頰、額部、頰部和鼻唇溝，其次是胸部、背部和肩部，是皮膚科中最常見的疾病之一。外公說，痤瘡是一種多因素綜合而成的疾病，主要和個人的性激素分泌水準、皮脂腺分泌、痤瘡丙酸桿菌增殖以及毛囊皮脂腺導管角化異常等因素有關。從中醫的角度來講，痤瘡是一個內外源因素結合的產物。如果患者脾胃虛弱，排泄不佳，毒素不得外排，就會造成濕毒內蘊，久而化熱，表之於皮膚之上；加上在生活中，會接觸到各種細菌和感染源，遇上素體虛弱、脾胃不和的患者，就容易受到外部感染，使毛囊發生病變，進而產生痤瘡。因此，外公建議，治療痤瘡，最重要的是內調外治。

偏方一使用的是黃瓜。黃瓜性微寒，能夠清熱解毒、生津止渴，內含丙醇二酸、葫蘆素等細纖維成分，能夠幫助身體排毒，長期食用可以美白肌膚，保持彈性，抑制黑色素的形成，防止痤瘡滋長。而偏方二的荔枝，可以通神益智，填精充液，止痛，含維生素A、維生素$B_1$、維生素C和果膠、游離氨基酸、蛋白質以及鐵、磷、鈣等多種元素，可以補腎養肝，促進毒素外排，使皮膚更加細嫩。而偏方三中的紅棗能夠幫助患者緩解脾胃虛弱、血虛萎黃等症狀，蜂蜜則是排毒聖品，將蜂蜜和紅棗煮成蜂蜜紅棗茶，經常食用，能促進體內毒素外排，防止痤瘡，堅持長期飲用還能幫助我們打造剔透紅潤的膚色。

## 偏方一　黃瓜蜂蜜乳。

【食　材】黃瓜一根，蜂蜜、牛乳適量。

【做　法】用攪拌機攪碎黃瓜，或者直接搗爛黃瓜，連渣帶汁，加入適量蜂蜜和牛乳，直接飲用。

## 偏方二　荔枝果凍。

【食　材】荔枝三百克，果凍粉一包，白糖適量。

【做　法】將荔枝搗爛之後，拌入白糖和溫水，兌入適量果凍粉於小杯子，再將小杯子放進冰箱作冷凍處理，製成荔枝果凍。

偏方名　蜂蜜紅棗茶。

【食　材】蜂蜜兩百克，紅棗五十克。

【做　法】將紅棗去核洗乾淨後搗爛，用溫水衝開蜂蜜，再將紅棗肉碎融入蜂蜜水中，直接飲用。

## 六、腳氣病——

## 老中醫問診記

小達是南部人，考上了北部大學便北上念書。可是大概半個學期之後，他發現自己的腳部似乎有點問題……

由於北部天氣較陰冷潮濕，不會像南部那樣總是日日出太陽，所以偶爾有腳氣，他覺得尚且可以接受。但是時間久了，他發現腳上不止有異味，還開始長水泡、掉皮，尤其是腳掌處，皮膚變得很粗糙，又感到瘙癢。國慶日的時候，和同學一起去買運動鞋，小達的腳一露出來便嚇到了他們。同學們說，自己的爸爸也曾經這樣，這是一種病，便介紹小達到外公家看病。

外公替小達做了檢查說，小達確實患了腳氣病，根據小達的脈象考察所得，之所以患上腳氣病主要是因為脾胃不和、內生熱風。加上小達在大學裡飲食不大講究，多吃辛辣東西，而本身脾胃功能不強，沒有辦法完全消化辛辣油膩之物，熱風隨血氣下行而產生了腳氣病。外公給小達介紹了紫菜車前子湯，因為做法比較簡單，材料也相對單一，適合居住在宿舍的小達。

小達按照外公的偏方，連續喝了一週的紫菜車前子湯，腳氣病明顯有了好轉，瘙癢減輕了，脫皮現象也有所緩和，於是小達一直堅持飲用紫菜車前子湯。

## 老中醫病理剖析

很多人會以為有腳氣，主要是因為鞋子透氣性不夠，導致腳部出汗而產生的異味，但是「腳氣」也有生理性和病理性的區別。一般來說，如果是夏天腳部出汗嚴重，鞋襪透氣不夠而導致出現異味的情況，不屬於「腳氣病」的範疇。真正意義上的「腳氣病」，是指患者除了出現腳氣，還伴有脫皮、瘙癢等症狀的一種疾病。

外公認為，之所以會出現腳氣病，主要是因為人體機能系統中缺乏了維生素$B_1$。一般情況下，我們的日常膳食當中能夠吸收到足夠維持機能正常的維生素$B_1$，例如，我們平常吃的黃豆、綠豆、小米、薏米、全麥麵粉、花生、豬肉、酵母、穀類胚芽等食物都富含維生素$B_1$，足以讓人體機能維持正常運轉。但是，如果患者平日過食含鹼量較多或者油炸、辛辣的食物，就會使體內的維生素$B_1$遭受破壞，從而引發機能性病變，進而出現腳氣病。

以上四款食療湯是治療腳氣的生活飲食療法，能夠治療腳氣，提升治療效果。同時，外公提醒，患者還要多吃例如黃豆、綠豆、小米、薏米、花生、燕麥、大麥、小麥等一些含有維生素$B_1$的食材，進行科學規範的飲食調理，還可以多吃發酵全麥麵粉製作而成的饅頭，吸取更多的維生素$B_1$，達到通過飲食治療「腳氣病」的效果。

### 偏方一　韭黃煎青魚。

【食　材】青魚五百克，韭黃一百五十克。

【做　法】青魚洗淨，下鍋煎至半熟，放入醬油、燒酒等作料後，加入韭黃共煮，調味後即可食用。

## 偏方二　紫菜車前子湯。

【食　材】紫菜、車前子適量。

【做　法】將紫菜和車前子用水煎煮，即可服用。

## 偏方三　花生雞腳湯。

【食　材】雞腳十隻，瘦肉五十克，花生九十克，紅棗十粒，陳皮半個。

【做　法】陳皮水先煮沸，加入雞腳、瘦肉、去核紅棗和花生等材料 二個半小時，調味即可。

## 偏方四　赤小豆冬瓜湯。

【食　材】大冬瓜兩百克，赤小豆一百三十克。

【做　法】將冬瓜肉切粒，和赤小豆一同放入燉盅中，加入適量清水和冰糖，慢火煨熟即可食用。

# 七、腋臭——

## 老中醫問診記

夏天女生穿吊帶背心是很常見的事情，但是娜娜卻是個在大熱天還穿長袖的「怪女孩」。主要是因為娜娜有個難以啟齒的困擾……

有一次上體育課，大家都運動得汗流浹背，而娜娜穿個緊身九分袖，肩部動作舒張不開，體育老師便讓她把衣服脫掉，她很是難為情，老師也不瞭解，以為娜娜就是典型追求美白的女孩，便加重了語氣，結果娜娜當場哭了出來，說自己不是怕曬黑，只是因為有腋臭，害怕同學們會笑話她，所以才不敢脫衣服。老師一聽就明白了，趕緊安慰娜娜，還說自己認識一位老中醫，便帶著娜娜到外公家。

外公說，腋臭不難治，只要用蒜片、生薑加茶葉就能輕鬆搞定。於是，外公便詳細跟娜娜講偏方的做法，只要生薑搗爛取汁或者將獨頭蒜和生薑混合搗爛取汁，外敷在腋下，就能有效治癒腋臭。如果怕生薑和獨頭蒜會散發出氣味，還可以選用綠茶茶葉泡水，再將茶葉水塗在腋下。

娜娜按照外公的偏方連續外敷了半個月，腋臭大有改善，再上體育課的時候，娜娜就穿著小短袖，她十分感謝體育老師和外公。

## 老中醫病理剖析

腋臭，是指腋窩褶皺部位散發難聞氣味的一種病症，其發病根源在於腋窩部汗腺所排泄的汗液，經皮膚表面以葡萄球菌為主的細菌分解，產生不飽和脂肪酸而發出臭味。現代醫學上，多針對此原理，用傳統治療腋臭方法，通過減輕汗腺分泌和減少腋窩皮膚表面細菌數量來消除腋臭，但是很多時候都治標不治本。

外公認為，腋臭是內外同源的結果，除了減少汗腺分泌和消滅細菌之外，患者還可以多從飲食上進行調理，除了上述幾個外敷藥方之外，患者在平日起居飲食中也要多加注意，因為腋臭本是汗腺分泌的一種體現，正是因為患者臟腑出現了狀況，才導致體外排分泌物存在問題。因此，根治腋臭，除了外治，還要講求內調，達到臟腑之間的內部平衡，同時要注意個人衛生，經常保持腋窩部的乾燥和清潔，飲食應該以清淡食物為主，少吃洋蔥、大蒜、大蔥、辣椒、芥末等刺激性的食物，保持生活規律，情緒穩定。

偏方一　田螺麝香貼。

【食　材】大田螺一個，巴豆兩粒，少量麝香。

【做　法】將巴豆放入大田螺，用藥棉蘸田螺滲出汁液，加麝香少許，擦於腋下。

偏方二　茶葉水。

【食　材】綠茶茶葉適量。

【做　法】用茶葉水煎，然後取煎液塗洗腋下局部，或者直接用於全身洗澡。

偏方三　生薑貼。

【食　材】生薑適量。

【做　法】將生薑搗爛取汁，頻塗患處。

# 八、神經性皮膚炎——老中醫問診記

阿峰在第三次相親失敗後，尋求老中醫的協助。

他嚷嚷自己有病……

外公笑了，說最近特別多年輕人在找不到伴侶或者失戀的情況下來找他。外公本想開解阿峰，可是阿峰卻一臉沉重，完全笑不出來。原來阿峰患了神經性皮膚炎，皮膚老發癢，而且疼痛難忍，第一次相親的時候，吃了海鮮，皮膚炎馬上就發作；第二次吃了點辣，皮膚炎又發作；吸收了頭兩次相親的經驗，第三次相親，阿峰不吃東西，僅是喝點飲料和聊天，可是女生又覺得阿峰不喜歡和自己分享。阿峰一臉沮喪，怕以後認識的女生會嫌自己有皮膚病。

外公便趕緊查看了一下阿峰的神經性皮膚炎，發現皮膚炎已經有擴散跡象，可能是平日裡沒有多加注意的緣故。阿峰說自己晚上還是會塗一些治療皮膚炎的藥膏，但是效果不明顯，他曾經到醫院進行診治，但是病情很反覆，有時有緩解的苗頭，但隔兩天又冒出來了。外公說，阿峰主要是濕毒導致皮炎反覆，由於腸胃不好，吃東西的消化度和吸收度不好，才會使皮炎長期不癒，於是便教他煮泡點生薑酒來喝，內服藥膳，配合外塗藥膏，雙管齊下。

阿峰按照外公的指導，泡了生薑酒，加上平時多多注意飲食和起居，他的神經性皮膚炎在兩個星期左右便好起來了。

## 老中醫病理剖析

神經性皮膚炎是一種皮膚功能障礙性疾病，多發於頸部、四肢和腰身，以對稱性皮膚粗糙肥厚為表徵，並伴有劇烈瘙癢，經常會連片出現，使表層皮膚長滿平頂丘疹，皮膚表皮會增厚，皮脊突起，皮溝加深，影響皮膚正常的感知和排汗功能，還會伴有劇烈的瘙癢，對患者的正常生活造成不良的影響。

外公認為，神經性皮膚炎主要由於氣息紊亂、心緒煩擾、七情內傷、內生心火所致。發病初期，皮疹會呈現出鮮紅色，瘙癢劇烈，主要是因為心臟掌管血液經脈，心火亢盛，不利於血氣運行，產生血熱，屬於血熱風燥。待病情進一步發展，皮膚就會變得越發肥厚，紋理粗重，主要是因為久病傷血、血流不暢、血瘀停滯，屬於血虛風燥。

外公說，現實生活中，神經性皮膚炎多數由於患者長期過度興奮、過度抑鬱或者神經功能障礙等因素引起，如生活不規律、長期睡眠品質低下、月經失調、消化不良、便秘等病症都會加重症狀。因此，除了食療調理，清熱去燥之外，患者還要學會放鬆心態，克服煩躁易怒，焦慮不安的不良習慣，內調氣息，養血通脈，外要養護情緒，調息精神。

**偏方名** 生薑酒。

【食　材】生薑兩百五十克，米酒四百克。

【做　法】將生薑切塊，稍微拍散，然後放入米酒當中，浸泡一週，即可飲用。

## 九、女性帶下異常——

## 老中醫問診記

黃女士今年已經四十三歲，是一個孩子的媽媽了。

她最近老是和丈夫鬧彆扭，因為自己身體的私密部位出現了異樣……

因為丈夫是公司裡面的高級主管，經常出席各種飯局，晚上也多夜歸，最重要的是，最近和丈夫房事之後，黃女士總是會帶下異常，陰道分泌出豆腐渣樣的東西，黃女士一天到晚窩在家裡做家務事，也很少接觸人，平時身體沒什麼，於是和好友們說起，一些不太理性的女性朋友便說：「可能是因為先生出去外面拈花惹草，染了什麼病回來」等閒話，要黃女士多留意檢查。黃女士一聽便著急了，於是便老是和丈夫吵架，起了隔閡。

黃女士就住在外公家附近，便氣衝衝地跑到外公家控訴，外公開解黃女士說，不一定是丈夫做了什麼，看黃女士的身體，雖然血氣充盈，但是脾胃虧虛，虛火旺盛，可能是很多中年婦女都患有的帶下異常。黃女士生氣地說自己平時沒有婦科病，為什麼一跟丈夫進行房事，隔天就會瘙癢了。外公說，有一點很重要，也是不少夫婦會忽視的保健常識，那就是交叉感染。因為已婚夫婦在避孕措施方面難免比未婚男女要自由點，若是黃女士本身陰虛火旺，容易帶下異常，加上和丈夫進行房事的時候沒有採取安全措施，那麼細菌就會經由丈夫的生殖器官帶到黃小姐下體。外公說，其實就這麼回事，夫婦間貴在信任，所以外公建議黃女士嘗試喝一週的黃芪燉烏雞。

黃女士便按照外公的偏方，飲用了一週的黃芪燉烏雞，結果一週後下體清爽，和丈夫進行房事之後，可能因為自身的抵抗力提高，再無帶下異常的問題出現。

## 老中醫病理剖析

女性帶下異常，常見的是白帶過多，主要是陰道分泌物過多，質地濃稠，顏色偏黃或黃綠色，有異味，明顯其膿性，拉絲感差，伴隨內外陰瘙癢的一種女性帶下異常疾病。外公認為，女性帶下異常病主要是由於女性素體虛弱，脾胃虧虛失運，腎氣不固，陰虛火旺，濕熱蘊積，損傷沖任以及帶脈失約所引起。

偏方使用了黃芪燉烏雞，烏雞性平、有滋補氣血、健脾開胃、固腎提陽的功效，特別適合體虛而頻發帶下異常的女性多加食用。

另外，還有其他食材適合用於防治帶下異常，例如馬齒莧粥。馬齒莧性寒，清熱利濕，止痢消炎，解毒疔瘡，含有豐富的天然抗生素，帶下異常的女性可以多吃馬齒莧粳米粥。又如甜菜，性寒，能夠清熱解毒、行瘀止血、開胃止痛，也適合白帶過多的女性食用。還有白扁豆它性微溫，能健脾化濕、利尿消腫、清肝明目；而淮山性平，歸脾、腎、肺三經，有益氣養陰、補脾肺腎作用，這些食材除了能夠幫助患者緩解帶下異常，還能作為養生食療，在平日裡適當食用，以做保健之用。

**偏方名**　**黃芪燉烏雞。**

【食　材】烏雞一隻，黃芪三十克，蓮子五十克，生薑適量。

【做　法】整只烏雞洗淨，放入生薑、黃芪和適量清水，隔水燉兩個小時，吃雞喝湯。

## 十、坐骨神經痛——

# 老中醫問診記

劉陽是一位貨車司機，由於長期坐著開車，竟患上了坐骨神經痛。

剛開始，劉陽並沒有意識到這是一種疾病……

他只是覺得腰椎和盆骨位置一坐下後，一股刺痛直往上湧，他知道這是坐多了的緣故，但是也沒刻意調理。直到前陣子，他邊痛邊開車，一個陣痛讓他失了方寸，幾乎造成意外，他才明白這是需要及時治療的大病，於是便向公司請了病假，來找外公看病。

外公說，坐骨神經痛主要是和工作習慣以及坐姿有關，缺乏運動，長期坐著，坐姿不正確，加上沒有注重飲食，就會引起坐骨神經痛。於是外公教劉陽做一味桑枝燉烏雞，堅持吃兩個星期，平時也要多吃蔬菜瓜果，還有杏仁、核桃等堅果，最重要的是堅持做適當的運動，像劉陽這樣的年紀，不適宜多做過於劇烈的運動，但是早上起來做個健身操，還是非常必要的，這樣可以維持坐骨神經的正常功能。

於是劉陽根據外公的偏方食用了桑枝燉烏雞，兩個星期後，情況大有好轉，再配合每天晨起的健身操和晚上的飯後散步，劉陽的坐骨神經痛康復得非常好。

## 老中醫病理剖析

坐骨神經痛，是指坐骨神經病變引起的坐骨神經通路及其分佈的疼痛，沿坐骨神經分佈區域，以臀部、大腿後側、小腿後外側、足背外側為主出現放射性疼痛的一種疾病。從臨床上分為叢性坐骨神經痛、根性坐骨神經痛、幹性坐骨神經痛幾種，患者多為中老年人及長期坐著工作的亞健康人群。

外公說，坐骨神經痛的患者，一定要注意飲食保健，平時要多吃含有維生素和纖維素的食物，尤其要多吃蔬菜、核果、種子、谷類等富含B族維生素的有益食物，牛奶、粗米、粗面、胡蘿蔔、新鮮蔬菜等含有脂溶性維生素E的食材，也要多吃，一定要禁食辛、辣、炸烤的食物。

還有就是，外公建議坐骨神經痛患者，要堅持恢復鍛鍊，先從床上的簡單鍛鍊做起，可在硬板床上做簡單的床上體操，有利於暢通血脈，緩解坐骨神經痛。站立的時候，要注意將身體重心移到健康的那一側，坐下的時候也要注意用健康側的臀部著力，以緩解疼痛。

偏方名　桑枝燉烏雞。

【食　材】老桑枝五克，烏雞四百克，紅棗十克，枸杞十克，生薑適量。

【做　法】烏雞洗淨，與老桑枝、紅棗和枸杞、生薑等一同下鍋，燉煮一個半小時，即可調味飲用。

## 十一、失眠——

### 老中醫問診記

建輝是名業務部主管，每天上班都要想著今天負責的業務績效，工作壓力很大。平時待人謙和的他，最近不知道怎麼了，脾氣卻越來越大……

老是和家人起衝突，湯多放了點鹽，建輝就會大發雷霆；兒子的字寫得不夠工整，建輝甚至想動手教訓兒子。太太說建輝可能是精神壓力過大，連哄帶騙地把建輝帶到外公家看病。

外公一看，說建輝雙目紅絲滿布，眼白顯黃，青筋暴現，便問建輝有沒有不舒服的地方。建輝說自己身體一向很好，沒病，於是外公便繞了一個圈子，問建輝最近睡眠狀況如何。被外公這麼一問，建輝倒想起自己最近老是睡得不踏實，建輝問外公，睡不好算不算是一種病。外公問他症狀如何，建輝說自己主要是一閉上眼睛就老想東西，眼睛很累，打哈欠，流淚水，但是頭卻很疼，輾轉反側就是睡不著。太太便插了一句說，建輝很多方法都試過，也不奏效，說丈夫這種情況已經持續將近一個月了。建輝說，自己也明白這種狀況有可能是失眠，於是便買了些寧神助眠的藥物來吃，可是吃了之後晚上還是不能睡，反倒是到了白天上班的時候非常困乏。建輝說這種情況對他的工作影響很大。

外公說，失眠的成因有很多，放在建輝身上，估計是思緒過多，熱燥內蘊的共同作用所致，因此建議建輝多吃桂圓燉鵪鶉，能夠滋陰補腎、安神助眠。但是外公強調，最重要的還是要調節好自己的心態。

建輝的太太趕緊按照外公的偏方，一週給建輝做三次桂圓燉鵪鶉，吃了大概一個月，建輝現在的睡眠品質非常好，夫婦倆都非常感謝外公。

## 老中醫病理剖析

生活中俗稱的「失眠」，在醫學上是一種「睡眠失常」，是指患者無法入睡或無法保持睡眠狀態，出現入睡困難的一種疾病。患有失眠症的患者，多半會出現健康情況不佳，有倦怠感覺，頭痛，伴有身體不適，嚴重者甚至會出現精神分裂和憂鬱症。現代醫學對失眠的定義有三種：一種是原發性睡眠障礙；第二種是假性失眠；第三種是繼發性睡眠障礙。

桂圓燉鵪鶉，能夠補血安神、健脾開胃、調理腸道、消除疲勞，對於失眠、健忘或者入睡困難有很好的輔助效果。外公還建議，失眠患者多吃能夠補心安神、促進睡眠的食品，例如核桃、蜂蜜等食材。還可以多吃牛奶、豆類製品、芝麻等富含鎂元素的食物，因為鎂元素能夠　明我們的神經系統安定情緒，多吃含鎂量高的食品，能夠使患者身心舒泰，鎮靜情緒，有助睡眠。晚餐要避免食用過多的肉類，因為肉類中富含諾氨酸，諾氨酸會隨著血液迴圈進入人的大腦，產生能夠讓神經興奮的多巴胺和去甲腎上腺素，使人夜間更加亢奮，不利於睡眠，因此，晚餐少吃肥膩的肉類對睡眠會有很好的幫助。

**偏方名**　桂圓燉鵪鶉。

【食　材】鵪鶉三隻，桂圓四十克，紅棗二十克，生薑適量。

【做　法】鵪鶉對半切開，紅棗去核，將鵪鶉、桂圓、紅棗和生薑等放入鍋中，加入清水適量，燉一個小時，即可調味食用。

## 十二、外感性感冒──老中醫問診記

天氣轉涼，氣溫驟降下來，幾個小時過後，整個身體就發起熱來。老劉最近總是高燒不退，咳嗽不止，便要孝順的兒子帶他尋求老中醫的協助。

外公趕緊給老劉把脈，並詢問老劉的症狀，老劉說自己總是覺得咽喉很癢，乾咳起來又癢又痛，鼻子塞得嚴重，鼻涕流個不停，而且全身發燙，吃了感冒藥和退燒藥也不見退熱。

外公說，老劉患的是感冒，雖然感冒並不是什麼大病，但是由於老劉已經年邁，自身的康復機能較年輕人弱，加上肺氣不宣，不及時治療的話，容易患上老年肺炎。老劉的兒子一聽，很是著急，趕緊詢問外公有無好方子可用。外公說，老劉的感冒主要是由於外感寒邪，機體功能不調，失去抵抗力，以至於燥熱內蘊，正氣不足所導致的。加上老劉體虛，藥效過強的藥物會給老劉的身子造成負擔，於是便給老劉開了一道食療方子──糯米薑蔥防風粥，讓兒子每天給老劉做著吃，堅持幾天，感冒就會痊癒。

老劉的兒子按照外公的囑咐，連續一週給老劉做糯米薑蔥防風粥，結果到了第五天，老劉的感冒已經好了，只是兒子擔心父親體虛會有復發的可能，便堅持父親起碼要吃夠一個療程。

## 老中醫病理剖析

感冒，尤其在流感高峰期，是人們生活中的常見病，不少患者就是任其自愈，或者簡單地跑到藥房買一些特效藥，而忽略了感冒本身對身體機能的傷害，感冒雖不是什麼大病，但是久病卻傷害臟腑，損傷腎陽，累及心肺，是必須要重視的。

外公說，感冒患者在飲食中應該以流質的清淡粥類為主，尤其不要吃過於大補、燥熱的食材，因為這樣會增加腸胃的負擔，使穀物滯留脾胃，不利於消化，容易內生燥熱，吸收水分，增強體內的水迴圈和新陳代謝，加快熱燥通過汗腺外排。偏方中所用的薑、蔥，可以驅寒去燥，糯米正氣和中，有利於患者調理氣息，滋補心肺，如果患者體質不熱，可以在感冒期間多使用這個偏方。

另外，外公提醒，平日裡多飲用板藍根、大青葉、野菊花、金銀花等茶飲，也可以起到很好的預防感冒的作用。最好是能夠加強鍛鍊，以提高自身的抵抗力和免疫力，從而達到預防感冒的效果。

**偏方名**　糯米薑蔥防風粥。

【食　材】蔥白八根，生薑適量，糯米適量，紅糖適量。

【做　法】蔥白切段，生薑搗爛成蓉，將糯米和生薑蓉煮成稀粥後，加入蔥白和紅糖，再煮沸，即可食用。食用此粥後，患者身體會微微發燙，建議患者食用後多休息，多睡覺。

## 十三、慢性咽喉炎——

### 老中醫問診記

歐先生最近早上起來總是噁心乾嘔，一漱口就想嘔吐，而且老是有痰。本來自己以為這是煙酒人士多患的常見疾病，不需要接受治療，頂多就是喝喝茶，清清喉嚨的……

但是因為他在政府單位上班，自己喉嚨又老不舒服，於是便形成了先乾咳幾聲，清清喉嚨再接電話的習慣。有一次，主管來電，歐先生乾咳幾聲才答話，讓主管大為震怒，勒令限時改進。

歐先生才正式意識到慢性咽喉炎對自己造成的影響，於是便找外公看診。

外公認真地檢查了歐先生的咽炎症狀，說，對於煙酒過多、飯局不斷的人而言，慢性咽喉炎不容易根治，歸根到底是因為抽煙和熬夜，傷害了咽喉。外公推薦歐先生飲用山豆根雪梨湯，讓歐先生平日裡多喝羅漢果茶之類的，相信能改善慢性咽喉炎，還建議歐先生戒煙。

一個月下來，他的慢性咽喉炎沒再發作，工作上也暢順了很多，歐先生非常感謝外公。

## 老中醫病理剖析

慢性咽喉炎是一種生活當中常見的疾病，尤其在男性身上多發，指的是咽黏膜、黏膜下及淋巴組織出現炎症的一種慢性疾病。慢性咽喉炎是局部性病發，初期症狀不明顯，很容易被患者忽視，主要表現為咽部不適感，感覺喉嚨有異物，咽喉處的分泌物不易咳出，咽部明顯發癢，咳嗽有燒灼感、乾燥感或刺激感等，晨起咳嗽或噁心等症狀，為了緩解生理症狀，患者會經常乾咳及有清嗓子咯痰動作，以緩解咽喉處的不適。如果沒有及時治療，久而久之咽炎會進一步加重，可能會使患者吐口水也感覺到微痛，甚至出現咳嗽時咽部黏膜出血，分泌物帶血等症狀。

外公認為，慢性咽喉炎主要由於患者虛火喉痹所致，肺腎陰虛的人，如果飲食上不加節制的話，就容易導致虛火上升、咽喉失養，從而出現慢性咽喉炎。生活當中，抽煙、酗酒、熬夜等都是造成慢性咽喉炎的元凶。

偏方的主要食材是雪梨和山豆根粉。雪梨性涼，能夠入心肺，和胃經，有生津潤燥、清熱化痰的功效；而山豆根性寒，入心肺，和脾胃，能夠清熱解毒，清潤咽喉，兩者同用，可以緩解慢性咽喉炎的病症，改善咽喉不適，減少乾癢咳嗽，降低對心肺和氣道的損傷。同時，外公提醒，患有慢性咽喉炎的人，一定要注意飲食，以清熱、生津、潤燥的飲食為主，可以多吃白菜、黃瓜、百合、絲瓜、苦瓜等清熱解毒的蔬菜；還可以多吃奇異果、番茄、西瓜等富含維生素的水果。起床時，用淡鹽水漱口可以緩解晨起噁心乾嘔的症狀，配合日常多喝水的習慣，就能進一步改善慢性咽喉炎。

**偏方名**　山豆根雪梨湯。

【食　材】山豆根粉兩克，雪梨兩個。

【做　法】雪梨去皮切片，加入清水適量，放入冰糖煮三十分鐘後調入山豆根粉即可食用。

# 第七章

# 內科疾病不驚惶

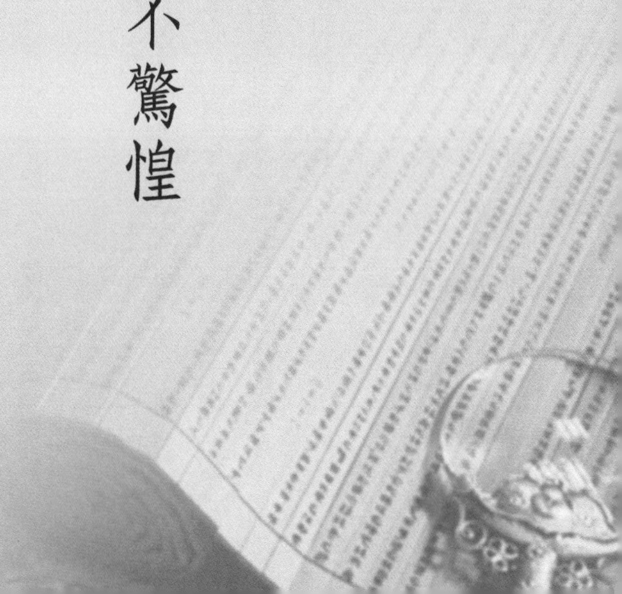

# 一、肺炎——老中醫問診記

小兒和老人是肺炎的好發人群。

偏偏鄭先生家的老人和小孩幾乎同時患上了肺炎，爺孫倆都得了肺炎，讓鄭先生和鄭太太像熱鍋上的螞蟻——團團轉……

鄭老先生猜測可能是自己將肺炎傳染給孫子，於是便成日將自己困在房間裡頭，連一日三餐都是媳婦給送到床前。而未滿一歲的孫子更是讓人憂心，由於年紀太小，用藥困難，加上臟腑嬌嫩，咳嗽起來總是喘氣，爸媽看著十分痛心，爺爺聽到孫子咳嗽，自己又揪心起來。

鄭太太覺得這樣不是辦法，老人家身體虛弱，小兒子身體還沒長好，都不適合用西藥，於是便和丈夫帶著老父親和小兒子來找外公看診。

外公一看，說老人家的肺炎主要是因為肺氣不宣，脾胃不和所致，而小孫子的肺炎則是因為抵抗力不足，感染了肺炎鏈球菌所致。於是針對爺孫倆不同的致病原理，開了兩個方子，一個是給老人家的方子——清蒸豆腐，能夠理順氣息，助宣肺氣，同時能幫助修復受損的氣道。而第二個方子是給小兒子的，那就是菱粉糊。

鄭太太回家後，趕緊給老父親和小兒子分別做了這兩個偏方的食品，堅持服用了四天，小兒子的肺炎好了起來，而老父親的肺炎也有所緩和。鄭太太還想起外公的話，外公說，雖然說肺炎有傳染的可能性，但是老父親整天窩在房間，空氣不潔是不利於肺炎康復的。於是，在老父親肺炎有所緩和的情況下，媳婦便多帶老父親下樓散步，呼吸新鮮空氣，不到一個星期，老父親的肺炎也好了起來。

## 老中醫病理剖析

肺炎，是一種小兒和老年人常見的疾病，是指終末氣道、肺泡和肺間質出現炎症的一種病症。由於肺部每天從空氣中吸收到的病毒細菌種類相對較多，因此，引發肺炎的因素也很複雜，例如理化因素、免疫損傷、疾病微生物、過敏及藥物影響等都可能引發肺炎。其中細菌性肺炎是最常見的感染性疾病之一。另外，一些病原體感染也可能引起肺炎，例如細菌、病毒、支原體等，其中由肺炎球菌引起的肺炎最為多見。患有肺炎的患者，多有發熱、咳嗽、咳痰、呼吸困難等症狀，其中以老年肺炎的影響尤為嚴重。而小兒肺炎初期為刺激性乾咳，然後咳出白色黏液痰或帶血絲痰，一到兩天後咳出黏液血性痰或鐵銹色痰，也可呈膿性痰，痰黃而稀薄，嚴重者還會突發寒顫，繼之高熱，常伴有頭痛和全身肌肉酸痛等症狀，厭食，食量下降等症狀，對小兒發育影響很大。

上述偏方能夠清熱去燥，益氣和中，潤燥生津，對於肺炎治療有很好的輔助療效。同時，外公提醒肺炎患者要在日常生活中有選擇性地多吃瘦肉、鮮魚、牛羊肉等營養價值高、容易消化的食物，多吃雞蛋、菜花、胡蘿蔔、番茄、蘋果、香蕉、梨等富含維生素A和維生素C的食物，以提高自身免疫力。要多喝水，加速體內毒素的排出，將呼吸道內的痰液稀釋排出。另外，經常食用冰糖燉鴨梨，能夠滋潤心肺，潤滑氣道，對於防治肺炎有很好的功效。

**偏方一　清蒸豆腐。**

【食　材】南豆腐三百克。

【做　法】將豆腐搗爛，放入盤中，置於蒸鍋蒸三十分鐘。

**偏方二　菱粉糊。**

【食　材】菱角粉五十克。

【做　法】開水沖泡。

# 二、慢性胰臟炎——

## 老中醫問診記

胰臟炎，是種生活中不常見，也不容易被察覺的疾病。

曾經有這樣一個病人，病了好一陣子，卻不知道疾病到底出在哪裡，阿剛就是那個病人……

外公說，當年阿剛來看病，但是說不出病在哪裡，只是說自己老是腹瀉，東西吃的很多，就是不長肉，身體一直消瘦，由於胰臟炎的外部表徵不明顯，外公頭一回還沒能完全拿捏得准，便進一步詢問阿剛關於飲食和生活習慣的問題。阿剛說了一大堆，最後從他泡吧頻繁、煙酒過多和長期食用高脂肪的夜宵等方面，外公才確診阿剛患的是胰臟炎。

外公說，胰臟炎患者多有腹痛、腹瀉等症狀，但卻和一般腹痛、腹瀉不同，一般的腹瀉會呈現出無規律性，也就是吃了東西，腸胃消化不了，就會拉肚子。但是胰臟炎的腹瀉比較有規律性，因此，外公建議阿剛可以多吃胡椒鯽魚羹和砂仁粥，最好能配合著來吃，以魚羹作菜，以砂仁粥作為主食。

阿剛按照外公的叮囑，連續一週的晚餐都食用這兩味偏方，最重要的是他按照外公的囑咐，戒掉了每天晚上吃宵夜和喝啤酒的習慣，大概兩週，阿剛的病情好轉了。

## 老中醫病理剖析

慢性胰臟炎，是一種膽道疾病或酒精中毒等因素導致胰腺出現進行性損害和纖維化的一種疾病，患者會出現胰臟鈣化、假性囊腫及胰島細胞減少或萎縮的症狀，外部表現出消瘦、營養不良、腹痛、腹瀉或脂肪痢等現象，如果病情進一步惡化，就會出現腹部包塊、黃疸和糖尿病等疾病，需要引起重視。

偏方一中的胡椒鯽魚羹，主要材料是胡椒和鯽魚，多吃能夠幫助患者理氣止痛；而偏方二的砂仁粥主要作為調氣理息之用，能夠幫助緩解胰臟纖維化、鈣化的病症，適合患者作為主食，多加食用。

另外，外公提醒患者，生活中有三點需注意：一是飲食上要常吃低脂食物。因為很多慢性胰臟炎的病發都是由患者酒精攝入過度和高脂肪飲食所引起的，所以患者在飲食中要儘量以清淡為主，少吃肉類，主要選擇一些低脂肪的食物，以免過食肥膩而引起胰臟炎發作。二是最好吃一些蒸的和燉的食物，有利於消化，少吃香辣、煎炸食物，限制鹽分的攝入，因為鹽分過多，容易增加胰腺充血水腫的機率。很多慢性胰臟炎患者容易脂瀉，吃到油葷就會腹瀉，以致很多患者走向了極端，直接轉而吃素或者清淡的蔬果，不敢吃油膩。但長此以往，對患者的身體康復會造成影響，導致患者營養不良，因此，外公建議，患者可以適當地吃新鮮的魚或者瘦肉，只要注意煮食的方式，以清蒸或者燉湯的方式來做，減少油膩即可。三是要注意，少吃多餐，每次不能吃得太飽，最多吃到八分飽，從而減輕脾胃的負擔，幫助吸收。

外公還說，從精神狀態上，慢性胰臟炎，最忌諱煩惱憂鬱，因為患者一旦煩惱憂鬱或者生氣，容易導致肝火內蘊，肝氣鬱結，不利疏泄，使得臟腑免疫系統功能降低，更不利於慢性胰臟炎的康復，因此，患者要注意節制情緒，穩定心情，凡事不過急過燥，平和以對。

**偏方一　胡椒鯽魚羹。**

【食　材】砂仁、蓽菝、陳皮各十克，鯽魚一條，胡椒十克，蔥、蒜適量。

【做　法】將鯽魚刮洗乾淨，將上述藥物及調料置於魚腹中，燉成魚羹。

**偏方二　砂仁粥。**

【食　材】春砂仁五克，粳米一百克，薏苡仁三十克。

【做　法】將粳米洗淨後加入適量水，與薏苡仁一起煮成稀粥。用紗布將春砂仁包好，放入粥中再煮五分鐘。

## 三、胃潰瘍——

## 老中醫問診記

很多人會將胃潰瘍和胃痛畫上等號，欣蘭就是這樣的女孩。

胃痛出現的時候，她以為自己是消化不良或者胃寒痛，於是便吃了一堆傷胃的胃藥……

但是吃了一陣子，欣蘭的胃痛還是沒有痊癒，反而有所加劇。原先，欣蘭還只是胃抽痛和陣痛，但是時間久了，加上調理不佳，欣蘭現在已經到了一吃東西就會反酸嘔吐的程度了，不得不向外公求診。

外公給欣蘭診斷之後說，她患的不是普通胃痛，而是腸胃潰瘍，簡單而言，是胃黏膜受損，對消化造成阻礙。加之之前用藥不對，使胃黏膜修復更加困難，因此，外公建議欣蘭今後採用比較溫和的食療方法來調理胃潰瘍，不要過分強調用藥，畢竟腸胃虛弱的話，用藥過猛是很容易造成脾胃負擔，產生反效果。於是外公給欣蘭介紹了雞蛋醋水和三七燉雞蛋兩個偏方。外公說，雞蛋醋水幫助欣蘭消除腸胃食道中殘留的細菌，三七燉雞蛋可以幫助胃黏膜修復，可以早晚將兩個偏方配合著來吃。

欣蘭按照外公的囑咐，早餐前，先喝一杯雞蛋醋水，晚飯後，臨睡前再吃一碗三七燉雞蛋，大概兩週的時間，欣蘭的胃潰瘍便好了。

## 老中醫病理剖析

生活中俗稱的腸胃潰瘍，在醫學上多指胃潰瘍和十二指腸潰瘍，整體上總稱為消化性潰瘍。外公說，引發腸胃潰瘍主要是因為原本消化食物的胃酸和胃蛋白酶，因病變，消化胃壁和十二指腸壁，使得腸胃中黏膜組織受到損傷。臨床表現主要是進食期間腹上區出現痛感，進食後會出現胃部反酸，嚴重者甚至會出現腸胃絞痛。

偏方一的雞蛋醋水，質地柔軟，容易消化吸收，可以減輕胃腸負擔，而且雞蛋富含的蛋白質有助於胃黏膜的痊癒，加醋能夠起到抗菌消炎的功用。另外，雞蛋的蛋黃中含有豐富的卵磷脂，可以在胃黏膜表面形成一層薄的疏水層，起到保護胃黏膜的作用，還可以抵抗有害因數入侵。偏方二在以雞蛋作為主要原料的基礎上，加入了蜂蜜和三七粉，蜂蜜可以補中益氣，三七能抗炎止血，多吃此方能夠健脾胃、舒肝理氣，適用於上腹疼痛、嘔吐，伴隨噁心、噯氣打嗝等症狀，長期食用能有效緩解胃潰瘍的病症。

另外，外公提醒患者，在腸胃潰瘍病發初期要儘量禁食雞湯、肉湯或者甜羹，因為這些食物會使胃酸分泌過多，不利於潰瘍癒合。平時要注意飲食，少吃花生、核桃等比較堅硬的食物，也不要吃糙米等比較粗糙的食物，另外，油炸食物、嫩莖萵苣、芹菜等也儘量少吃，因為這些食物不僅會增加腸胃的負擔，還會直接刺激潰瘍面，使得潰瘍面出血，甚至造成腸胃穿孔的症狀。最好以清淡、流質的食物為主。可以多吃魚蝦，因為魚蝦中含有的蛋白質非常易於消化，而且其中還有一種非常有利於潰瘍黏膜修復的微量元素——鋅，對於治療胃潰瘍也有好處。還要做到少吃多餐，不要一次吃太飽，以免導致胃內的食物淤積，加重胃腸負擔，加快促進胃酸分泌，使病情加重。平時還可以多喝牛奶，吃雞蛋，以促進潰瘍面修復。

**偏方一　雞蛋醋水。**

【食　材】開水兩百五十毫升，雞蛋一枚，食醋少許。

【做　法】將雞蛋打到盌裏，攪勻，然後邊倒入開水邊攪拌，最後倒入少許醋即可食用。

**偏方二　三七燉雞蛋。**

【食　材】雞蛋一枚，三七粉三克，蜂蜜二十毫升。

【做　法】將雞蛋打入盌中攪拌之後，加入三七粉（蔘三七，雲南白藥主成分），將二者攪勻，隔水加熱，然後加入蜂蜜。

## 四、脂肪肝——

### 老中醫問診記

脂肪肝是種影響都市人健康的疾病，而且發病率愈發升高。

牟先生今年才四十歲，但是由於平日喜好大吃大喝、葷素不忌口，因而罹患了脂肪肝。

外公說，脂肪肝大多是由於飲食不節所引起，加上牟先生煙酒過多，肝功能不好，排毒自然不暢順，容易導致脂肪沉著，毒素淤積，因此，外公建議牟先生先從飲食上對脂肪肝做一下調理。一方面，可以多吃冰糖靈芝燉河蚌；另一方面，也是最重要的方面，那就是要注重低脂肪飲食，不能大吃大喝，尤其是不能過食肥膩的肉類，應該以清淡飲食為主。再者，肝功能不好，牟先生要著重調理肝臟，於是，外公便建議牟先生可以在平日裡多喝枸杞水，代茶飲用，可以清肝明目，提升肝臟的疏泄能力，才能有效將吸收到身體內的脂質消化掉或排除掉。

牟先生按照外公的方子，半年內都三不五時地飲用冰糖靈芝燉河蚌，結果半年後再到醫院做檢查，發現脂肪肝不但沒有加重，反而減輕了。

## 老中醫病理剖析

脂肪肝，是指脂肪質在肝細胞中沉著過多，使肝臟出現功能性病變，或肝功能減弱的一種疾病，是現代生活中肝臟損傷的常見疾病。外公說，因為脂肪肝是可逆性病變，所以進行持續的食物調節和運動可以恢復健康。

偏方的主要食材是靈芝和河蚌，靈芝可明顯消除乏力、噁心頭暈、肝區不適等症狀，可以保護肝臟，減輕肝損傷，還能促進肝臟對藥物、毒物的代謝，對於中毒性肝病有明顯的效果，因此可以有效地改善肝功能，緩解各類慢性肝臟不適、肝功障礙。河蚌能夠消脂降壓，配合靈芝一同煮湯，常吃可以有效改善脂肪肝的病症。

外公認為，由於脂肪肝主要和個人飲食有關，因此，建議患者通過飲食對脂肪肝的狀態進行逆轉。除了上述偏方之外，還有幾款食材，是特別適合脂肪肝患者的。那就是紅棗、山楂和陳皮。紅棗可以提高體內單核吞噬細胞系統的吞噬功能，有保護肝臟的作用，內含的三類化合物成分，可以抑制肝病的活性。另外，一些慢性肝病患者體內的蛋白含量相對偏低，而紅棗有利於蛋白質的合成，達到健脾養肝的目的。山楂中含有的脂肪酶可促進脂肪分解，降低血中膽固醇及三醯甘油含量。而陳皮有理氣降逆、調中開胃、燥濕化痰的功效。

另外，外公還提醒，脂肪肝患者，在日常飲食中可以多吃玉米、洋蔥、黑木耳、甘薯、胡蘿蔔、大蒜、山楂、何首烏、雪蓮果、燕麥、花生、黑芝麻、海帶、牛奶、蘋果、葵花子、山楂、無花果等食材，避免食用動物油、肥肉及魚子、全脂牛奶、動物內臟、雞皮、雞蛋黃、蟹黃、巧克力以及香辣煎炸食品。

**偏方名** 冰糖靈芝燉河蚌。

【食 材】蚌肉兩百克，靈芝二十克，冰糖六十克

【做 法】將河蚌去殼取肉，用清水洗淨，切成小塊。將靈芝放入砂鍋，加水煎煮約一個小時，加入蚌肉再煮，放入冰糖即可。

## 五、痢疾——老中醫問診記

小東今年只有六歲，卻患上了痢疾。

由於小東是敏感性體質，曾經連服用感冒藥都過敏，因此父母不敢給他服用西藥，便尋求老中醫協助。

爸媽說，小東剛開始是腹瀉，原以為小東是吃錯了東西，於是媽媽便給小東做了點稀粥，喂服了些抗生素。可是小東不見好，不斷腹痛，還發熱，正值夏季，爸爸擔心是什麼可怕的小兒傳染病，於是便半夜敲門找外公幫忙。

外公給小東診脈，發現小東不是手足口病，也不是普通腹瀉或者腸道炎，而是痢疾。外公解釋道，雖然痢疾屬於腸道傳染病的一種，但是痢疾病發很急，而且強度比腸胃炎要大，因此，小東才會突然發熱，腹痛。外公二話不說，便走進廚房，給小東做了一碗黑木耳水，讓小東喝下去之後，再小睡一會兒。小東喝了黑木耳水之後，發熱情況有所緩解。外公趁著小東正在小睡的時候，就給小東媽媽介紹了赤石脂粳米粥等幾款藥膳。外公說，痢疾多是由病毒傳染所引起,因此建議小東近期最好在家休養,調理病情,不要急於上學,另外,最好將小東的床被等換洗一下。

小東的父母嚴格按照外公的吩咐,給小東多做湯膳,並且以黑木耳水代茶飲,喂服給小東。三天之後,小東的痢疾好了,不會腹瀉也不會發熱,整個人精神了。小東的媽媽給外公打了個電話,詢問外公現在小東能否上學,外公說,還是等小東休養兩天,免疫能力康復了再上學。

## 老中醫病理剖析

痢疾,是一種急性腸道傳染病,臨床表現為發熱、腹痛、裡急後重、大便膿血等狀況,多發在夏秋季節。外公說,痢疾,在中醫的角度又稱為「腸辟」和「滯下」。患者多會腹瀉不已,大便拉稀,如果情況進一步加重,還會出現消瘦、發熱、畏寒的狀況。嚴重者會有面色灰白,口周青紫,手足發冷,指甲蒼白,心率和呼吸增快等症狀。

外公說,痢疾,多由細菌感染引起,和個人生活習慣有關。因此,為了防治痢疾,人們一定要多講環境衛生,廁所要及時清潔,在痢疾高發期或者家有小孩、老人的家庭,可以在用消毒藥水,清潔如廁用具,以免細菌滋生。要妥善保存食物,尤其是熟食,避免蒼蠅、蚊子的污染。無論大人、小孩,都要養成飯前、便後洗手,不喝生水,不吃變質食物的良好習慣。

科學管理家中的飲用水，落實衛生保健工作，才是杜絕痢疾的源頭。

同時，可以多吃蔬菜汁、淡果汁、藕粉、蛋湯、蘿蔔蛋羹、淡茶水、黑木耳、薏仁、蓮子、去油脂的肝泥湯或肉泥湯等食物。儘量少吃馬鈴薯、番薯、牛奶、韭菜、粗糧、油膩、生冷、油炸食品及辛辣刺激性食物，因為這些食物會增加脾胃負擔，不利於毒素外排。

**偏方一　蓮子薏米粥。**

【食　材】薏米三十克，蓮子五克。

【做　法】先將薏米煮至半熟，再把蓮子加進去，煮至爛熟即可。

**偏方二　干貝炒冬莧菜。**

【食　材】干貝一百克，冬莧菜七百五十克，豬油一百克。

【做　法】冬莧菜取帶葉嫩梗尖，去梗皮，洗淨，放入開水中川燙一下。熱鍋下油，下冬莧菜稍，加干貝、鹽、料酒、味精、胡椒粉，燒入味，然後加入適量清水，稍收汁後，即可調味食用。

## 偏方三 赤石脂粳米粥。

【食材】乾薑六克,赤石脂二十四克,粳米三十克。

【做法】將赤石脂打碎,跟薑一起放入砂鍋,加適量水,取汁適量。把粳米煮成粥,然後加入藥汁。

## 偏方四 砂仁鯽魚湯。

【食材】大鯽魚一條,砂仁、胡椒、陳皮、泡椒各十克,大蒜兩個,食鹽少許。

【做法】將鯽魚洗淨,把陳皮、砂仁、蓽茇、大蒜、胡椒、泡椒放入魚腹,將鯽魚用油稍煎後,再加入適量水,燉煮一個小時,即可調味食用。

## 偏方五 黑木耳水。

【食材】黑木耳十克。

【做法】黑木耳洗淨之後泡發,加水一千毫升,煮至黑木耳熟爛即可。

# 六、咳血——

## 老中醫問診記

老黃上個月得了老年肺炎，經過反覆中藥治療和食療調理，肺炎好了，可是最近老咳血。老黃以為這是之前肺炎咳嗽傷及氣道，於是都沒有特別理會……

痊癒後將近半個月，老黃還是陸續地出現咳血現狀，老伴覺得可能是什麼肺炎後遺症，便建議老黃繼續回到外公那邊看診。老黃也這麼想，因為肺炎都是外公給治療好的，估計外公對自己的病歷比較瞭解，於是又跑去找外公。

老黃將咳血的症狀詳細地跟外公說了一遍，外公也給老黃作了詳細檢查。外公說，由於之前肺炎的影響，老黃出現支氣管擴張、氣道受損的病症，從而引發咳血。加上老黃大病剛好，氣血兩虧，因此也不建議老黃服用中藥，還是建議老黃從食療抓起。於是給老黃介紹了琵琶杏仁粥，杏仁能夠溫補益中，枇杷能夠有效緩解咳嗽、咳血的病症。同時，外公不忘叮囑老黃雖然大病初愈，但是不要急於服用大補的食材，最好還是以清淡飲食、均衡營養為主。

老黃遵照外公的囑咐，吃了四天枇杷杏仁粥，就沒再咳血了，但是老黃還是將此粥作為保健藥膳，一週平均能吃上一次，自此，他的支氣管順暢了很多，整個人感覺舒心了不少。

## 老中醫病理剖析

咳血，是指喉部、氣管、支氣管及肺部出現實質性出血時，血液會經過劇烈咳嗽而由口腔咳出的一種疾病。病發初期，患者會感覺到喉部發癢，隨後便會咳出混有鮮紅色血液的泡沫狀粘痰，這通常是由喉部以下的呼吸器官出血而經咳嗽之後從口腔排出。咳血的典型症狀是痰中帶血，每日都有咳血的情況，同時伴有胸痛、發熱等表現。

有的患者，在咳嗽時會伴有胸部疼痛的症狀，呼吸時也有可能感覺到明顯的胸部疼痛。有的患者，會出現發熱、頭疼、頭暈等類似感冒的症狀，嚴重者還會出現嗆咳和痰中帶有膿血的症狀，表明患者有支氣管擴張，甚至支氣管肺炎等徵兆，需要及時採取治療。

外公認為，從中醫的角度上講，咳血多因燥熱內蘊，血行不暢和血瘀氣結所致，因此，在飲食上要注重疏肝理氣，通經和脈，行氣活血。飲食上，建議患者可以多吃豆類食品，因為豆類食品有清肺熱、養肺陰、潤肺燥、滋陰降火的作用，咳血患者多吃有利於清除體內燥熱。可以多吃黑木耳、地耳、黃花菜、茄子、綠豆芽、番茄等蔬菜，尤其是蕎菜。因為蕎菜有凝血作用，經常食用可以有效降低超氧負離子的活力，進而減少細胞內自由基的生成，對延緩衰老、抑制腫瘤有一定效果，可作為治療咳血的輔助食材。飲食應當以富含維生素的食物為主，忌食增加內熱、大補大燥的食物。儘量避免食用羊肉、鵝肉、狗肉、海馬、海龍、檳榔、大蒜、韭菜、荔枝、櫻桃、胡桃仁、辣椒、茴香、八角、丁香、胡椒、花椒、生薑等，大辛大熱、易生內熱的食物。

## 偏方一　天冬茅根豬肺湯。

【食材】天冬二十克，白茅根一百克，豬肺乙具。

【做法】將天冬和白茅根洗淨，切段後放入湯包，豬肺燙水後切成塊，與蔥、薑片、黃酒，放進砂鍋後，加入湯包，小火煨煮約四十分鐘，即可調味食用。

功效：有涼血止血的功效，而且養陰清肺，清熱化瘀。

## 偏方二　枇杷杏仁粥。

【食　材】枇杷葉十五克，粳米一百克，冰糖、杏仁各十克。

【做　法】將枇杷葉煎汁，去渣取汁，與杏仁、粳米一同放入鍋中，加入淘米水適量，煮成稀粥，後調入冰糖，小火煨煮數分鐘，即可食用。

功效：清肺化痰，尤其適用於肺癌痰熱咳者。

## 偏方三　三七燉鴨。

【食　材】白鴨半隻，百合瓣、蔘三七適量。

【做　法】百合洗淨，三七切塊。白鴨切成塊狀，放入砂鍋，加水適量，用大火煮沸，烹入料酒，小火煨燉一個小時，待鴨肉熟爛後加入百合瓣、三七片，再煨燉三十分鐘，即可調味食用。

功效：養陰潤肺，抗癌止血。對陰虛內熱、氣陰兩虛等症所致的咳血尤爲適合。

# 七、發熱症狀——

## 老中醫問診記

小孩發熱是常見的疾病，但是李家的小豪卻是發熱的好發人群。

媽媽說：「小豪總是容易發熱，天氣轉涼會發熱，吃了上火的東西會發熱，反正就是特別容易發熱……」

今天，小豪估計是洗澡的時候受涼，結果早上起來又發熱了，媽媽覺得不是個簡單的事兒，便找外公幫忙。

外公說，發熱是小孩子身體的正常生理反應，估計是臟腑內部出現了什麼毛病，於是建議給小豪做個詳細的檢查。外公發現，小豪熱毒內蘊的情況非常嚴重。媽媽說，由於小豪剛出生的時候，是早產兒，體虛，爸媽害怕小豪會有內寒，加上小豪吃母乳，便沒有過多地給小豪服用清熱的食材，怕會影響小豪的陽氣。外公說，早產兒確實會比較容易體虛，但是日常的飲食多少會帶有一點燥熱，加上母乳本身也有一定的燥熱成分，因此，溫和的清熱涼湯還是必須的。如果媽媽害怕過於寒涼會損傷到小豪，外公可以教她一味溫和有效的清涼湯粥——鮮荷葉粥。鮮荷葉微寒，能夠清熱去噪，但不會太過寒涼，配合正氣的白米煮成稀粥，便能幫助小豪袪除燥熱，燥熱清除掉了，小豪自然就沒那麼容易發熱了。

小豪媽媽按照外公的偏方，一週給小豪吃一次鮮荷葉粥，結果小豪果真就沒再發熱了。

## 老中醫病理剖析

發熱，是我們生活中俗稱的發燒，主要是因為致熱源的作用而使機體出現調節性溫度升高。正常情況下，每個人的正常體溫會根據各種不同條件而有所改變的，因此自行判斷是否發熱，要根據同樣條件下的日常體溫進行比較，一般來說，個人的腋下體溫高於攝氏三十七度時，就很有可能是發熱了。臨床症狀是，身體發熱，伴隨有頭痛、關節痛、肌肉痛等全身不適的病症。

外公說，發熱本身是一個個體生理反應，形成發熱的原因有很多。如果患者排便次數增加且大便不成形，同時伴有腹痛、冷汗等症狀，可能是腸胃發炎而引發的發熱。如果患者全身酸軟乏力，手腳乏力，精神萎靡，伴隨頭暈，可能是神經性頭痛引發的發熱。如果患者有鼻塞、流清涕，同時身體無力，伴隨咽痛，則有可能是感冒引發的發熱。因此，對於發熱的治療，需要辯證分治，先找出身體發熱的根源才能對症下藥。

外公建議，在患者出現發熱症狀的時候，由於病人體溫升高，體內水分消耗較大，要多喝開水，及時補充水分。可以多喝熱雞湯，因為熱的烏雞或母雞燉的湯，能在補充足夠的蛋白質和營養物質的同時，利於消化吸收，提高機體免疫力。多吃水果蔬菜可以補充人體必需的維生素和礦物質，尤其是維生素C。可多吃西瓜、梨、甘蔗等性寒涼的水果，還可以用柳橙、葡萄柚、小紅莓等榨汁飲用。另外，荸薺、葦根、麥冬和藕也可以多吃。並且，儘量以鹹蛋、瘦豬肉、荷葉、皮蛋、冬瓜、白果、腐竹為主食材所煮的稀粥為主食，因為這些食材所制的稀粥有豐富的營養，既清淡又簡單美味，鹹蛋不僅能補充鹽分還是開胃的好食材。還可以多喝綠豆粥，可以清涼、去火、解毒。要忌吃雞蛋，因為雞蛋內含有大量蛋白質，在體內分解後會產生額外熱量，加劇發熱症狀，延長發熱時間。同時，發熱時腸胃功能會有所下降，喝冷飲會加重病情，使病情惡化，因此也要戒喝冷飲及進食辛辣、油炸、肥膩的食品，以免加重脾胃負擔，有礙病情痊癒。

偏方一　五鮮飲。

【食　材】雪梨兩個，荸薺一百克，麥冬五十克，蓮藕一百五十克，鮮蘆葦一百克。

【做　法】將上述食材用榨汁機，榨出梨汁、荸薺汁、鮮葦根汁、麥冬汁、藕汁，和勻涼服，也可燉一下溫服。

偏方二　鮮荷葉粥。

【食　材】鮮荷葉兩片，白米五十克。

【做　法】荷葉煎汁，去渣取汁，加入清水適量，與白米煮成稀粥，即可調味食用。

偏方三　冰糖綠豆粥。

【食　材】綠豆二十五克，米十五克，白糖適量。

【做　法】綠豆和白米煮成粥，待綠豆和白米熟爛後，放入冰糖調味即可食用。

## 八、心悸——

# 老中醫問診記

小茹是個不大願意走樓梯的女生，大家都以為她是懶惰。

就算要等十五分鐘電梯，她也不願爬幾層樓的樓梯，大家都覺得很奇怪……

直到一天，公司的電梯在維修狀態下要停用一天，大家都被逼著走樓梯，小茹便面露難色，說自己不是懶惰而是身體不舒服，但礙於工作，小茹還是勉強著走。剛開始走了兩層，她腳步緩慢，這時還沒有什麼事；但是到了第四層樓，小茹開始不適，身體乏力，心跳加速，氣喘難平，同事們見狀，趕緊給小茹叫了救護車。後來，同事們在醫院才知道小茹原來有心悸的毛病。其中一位年紀稍大的女同事跟小茹說，外公這邊有很靠譜的中醫偏方，而且多以食療為主，待小茹出院之後，便帶著小茹去找外公。

外公給小茹檢查了一番，發現小茹氣血不足，心脈空虛，加上脾胃不健，問題很是嚴重，尤其是小茹的心悸病症已經是嚴重的狀態了，一定要及時採取治療才行。外公給小茹介紹銀耳蓮子豬心湯，能溫中補血，調養心肺功能，更重要的是蓮子靜心寧神，能夠有效調節心率。

外公還叮囑小茹平日裡要多吃拌豬腦、枸杞葉炒豬心等主菜,配合黃芪粥、蓮心湯等,以改善心悸的毛病。同時,平時可以雙管齊下,除了食療調理,還要注意適當的慢走、散步等運動,調節心肺功能。

小茹按照外公的叮囑,連續吃了半年銀耳蓮子豬心湯,每天堅持做半個小時的有氧運動,果然心悸的情況大有好轉了。

## 老中醫病理剖析

心悸是一種心臟跳動不規律的疾病,是指我們日常生活中通常所說的「心慌」。患者會自我感覺,心跳過慢或過快,或不規則,但時而也會以正常速度跳動,當患者心率加快時會感到心臟不適,心率緩慢時感到心臟搏動有力。若患者本身素體虛弱,則容易出現胸悶不適,氣短乏力的症狀,嚴重者甚至會在心悸是頭昏腦漲,視力模糊,氣喘難平,對生活工作影響較大。

偏方使用的主要食材是銀耳、蓮子和豬心。根據中醫「以形補形」的醫理,豬心能夠補心入肺,多食可以治療心悸怔忡、心血不足和心氣虛弱等症。銀耳性涼,微甜,能滋補健腦、益肺強心,適合心悸和肺源性心臟病人多加食用。而蓮子能滋補安神,調氣清熱,三者同煮,心悸患者常服可以有助緩解心悸氣短的病症。

同時，外公提醒，心悸患者，一定要切忌飲用酒、濃茶、咖啡等刺激性的飲料，因為酒精、濃茶和咖啡具有令人神經興奮的功能，會加重心臟的負擔。避免食用胡椒、辣椒、花椒等辛辣食品，因為它們屬於辛辣之物，容易刺激心臟，助長內火，加重心臟負擔。還要少吃柿子，因為柿子性寒涼，損傷元氣，凡因心氣虛弱而引起的心悸者都應當忌食。羊肉和狗肉本屬溫補氣血之物，但是多吃容易使患者內生虛火或痰火，所以陰虛火旺、痰火上擾的患者要避免食用。

**偏方名**　**銀耳蓮子豬心湯。**

【食　材】銀耳五十克，蓮子二十克，豬心一具，生薑適量。

【做　法】銀耳用水泡開，蓮子去心，豬心切片，將食材放於鍋中，加入適量清水和生薑，煮一個小時後，帶蓮子爛熟，即可調味食用。

# 九、血尿症——

## 老中醫問診記

方老太太今年五十八歲，前些天來找老中醫，說自己出大事情了，可能是內出血。

外公一聽，心頭一緊，內出血可是件大事啊……

於是便趕忙詢問方老太太的出血症狀。方老太太說自己小便時有血色，估計是臟腑出了問題，一邊說一邊憂心忡忡的。

外公再繼續給方老太太檢查，發現方老太太舌頭發黑，估計是腎臟虧虛所致，但是其餘的臟腑雖虛卻不至於病變，所謂的內臟出血應該是沒有的。方老太太說自己小便時有血，外公便判斷方老太太有血尿。外公跟方老太太解釋道，血尿主要有兩種致病原理，一個是陰虛火旺，一個是風邪侵肺。而方老太太屬於陰虛火旺的體質，意思是陰元不足，虛火燥盛，因此便建議方老太太多吃阿膠小米粥。小米能清熱去燥，阿膠能夠溫補氣血，滋陰補腎，二者同吃對於治療方老太太的血尿症會有很好的效果。

方老太太按照外公的偏方，吃了一個星期的阿膠小米粥後，小便時再無血色，血尿被治好了，方老太太覺得很神奇，除了自己平日裡堅持多食用之外，還不時介紹給自己的老友們。

## 老中醫病理剖析

外公說，血尿有兩種，分別是鏡下血尿和肉眼血尿。鏡下血尿是指尿色並無異常，只有經過顯微鏡的檢查才能確定是否為血尿。一般來說，這種血尿尿液在離心沉澱後鏡檢時，每高倍鏡視野下有三個以上的紅細胞。由於鏡下血尿比較難自我觀測，因此，不少患者在患上鏡下血尿的初期都難以察覺，外公建議人們在生活中多留意幾個方面，假如人們有舌部發黑的狀況，有可能是腎臟功能出現了紊亂，進而會引發血尿症，因此舌頭發黑的患者應該及早尋求治療。如果耳廓發黑或者有耳鳴的情況發生，說明腎臟已經出現病變，需要及早治療。最後，如果人們在眼外角平線與耳中部垂起直線相交向下至下巴的部位，出現紅血絲、青春痘或者色斑，證明患者已經有腎臟虧損的病症，很可能已經患有鏡下血尿，需要及時檢查用藥。而和鏡下血尿不同的肉眼血尿，是指尿液呈洗肉水色或血色的尿，單靠肉眼即可判斷出是血尿的一種病症。

外公認為，血尿，從中醫學的角度上講，有虛實之分，若是因氣陰兩虛、陰虛火旺、脾腎虧虛所致的尿血病症，在中醫上屬於虛證，可以採取補腎養陰，去燥滋補的方法治療；若是風邪犯肺、火毒迫血、膀胱熱結所致尿血屬於實證，需要清熱解毒，祛除血熱；而瘀阻氣滯而致或因墮墜外傷導致的血尿也屬於實證，需要內調外養，撫平內傷。

涼拌蓮藕，能夠清熱解毒，涼血止血，緩解腎炎血尿，適合血熱和濕熱的患者多吃。三紅湯，使用了黑木耳、紅棗和花生，能夠健脾開胃，滋陰養血，補血止血，適合脾氣虛弱的患者食用。而偏方三的阿膠小米粥，有養血止血、滋陰潤肺的功效，比較適合有便血、尿血、吐血、咳血等出血症的患者多吃。

## 偏方一　涼拌蓮藕片。

【食　材】鮮藕二百五十克，鹽少許。

【做　法】將鮮藕洗淨，切成薄片，可炒可拌。炒時可以放一些低鈉高鉀鹽調味，涼拌時可以先將藕片置於開水中煮一會兒，然後將水瀝乾，加入少量鹽。

## 偏方二　三紅湯。

【食　材】黑木耳四十克，紅棗五十克，紅皮花生三十克。

【做　法】將原材料一起置於鍋中，小火燉爛，可加少許白糖調味。

**偏方名**　阿膠小米粥。

【食材】阿膠十克，小米一百克。

【做法】先將阿膠搗碎，待小米煮成粥狀，再放入阿膠稍煮，攪拌令其熟後即可食用。

## 十、低血壓——

## 老中醫問診記

柳小姐是個女強人，工作異常忙碌，經常早出晚歸。每天常常連早餐都來不及吃，便將早餐和午餐一起吃，晚飯也經常連同宵夜一起解決……

直到前些日子，柳小姐和丈夫坐在車上，柳小姐邊開車邊頭暈，把丈夫嚇得半死，在家人的勸說下，柳小姐才重新檢視自己的健康狀況，主動來找外公看診。

外公詢問柳小姐平時的飲食和作息習慣，柳小姐說因為工作忙碌，飲食不定，加上酒水喝得多，平時飯量又少，甚至經常一頓飯下來，完全不動筷子，只顧著喝酒。外公斷定她是低血壓，因為柳小姐的營養攝入很不均勻，造成陰虛火旺，血氣不足的狀況。因此，外公給柳小姐開了兩味以牛肉為主的菜餚和一味滋補鮮甜的桂圓糯米粥。牛肉、桂圓和糯米都是女人的補血良藥，外公還建議柳小姐平時可以多喝當歸烏雞湯來補腎益血。

柳小姐從外公那便看診回家後，每天晚上都堅持喝一碗桂圓糯米粥，平日就多吃牛肉餅和韭菜炒牛肉等菜餚。三個月之後，柳小姐再去量血壓，發現血壓正常了，脫離低血壓的困擾了。

## 老中醫病理剖析

低血壓，是指動脈壓力低於正常數值，血壓偏低的一種疾病，主要病症是頭暈、乏力和虛汗頻繁等。長期患有低血壓而不加調理的患者，容易在饑餓時和劇烈運動後出現昏厥的症狀，對患者的生活工作影響很大。

上述三個偏方中，韭菜和牛肉能夠補充體內的鐵質，生血補氣，補血益肝，而牛肉有助於自身體內養血補氣，提升血壓，因為牛肉對於低血壓患者來講是一道可以常吃的家常菜，最後，桂圓紅棗粥，能夠滋陰養血、補脾胃，提血氣，尤其適合患有低血壓的女性食用。

外公說，由於低血壓和高血壓的外表症狀相對類似，多是暈眩、乏力等症狀，因此很多人會誤以為自己是高血壓，進而常喝綠茶，吃降壓藥，反而加劇了低血壓的症狀。外公提醒，低血壓和高血壓在表徵上有一定程度的區別。低血壓患者多在晨起的時候特別不舒服，平時缺乏幹勁，情緒波動，注意力難以集中。而高血壓的眩暈相對急性，多在接受刺激或者劇烈反應之後，會有眩暈的感覺。因此，外公建議，如果患者身體出現晨起眩暈，肚子餓就會頭暈的狀況，就要主動進食，選擇比如牛肉、羊肉、雞肉、生薑、桂圓、紅棗和動物內臟等高蛋白質、高維生素和高礦物質的食物來吃，避免吃具有降血壓效果的食物，例如芹菜、番茄、蘿蔔、西瓜、鴨梨等。

偏方一　韭菜炒牛肉。

【食材】韭菜兩百克，牛肉三百克。

【做法】韭菜切段，牛肉切片，先將薑蔥下鍋，油沸後，加入牛肉爆炒至八成熟，加入韭菜段，一同炒熟，調味即可食用。

偏方二　牛肉餅。

【食材】紅棗十顆，牛肉三百克。

【做法】牛肉剁爛成肉餅，紅棗去核切成絲，和牛肉餅一同剁爛，調味，放在碟子中，隔水蒸熟，即可食用。

偏方三　桂圓糯米粥。

【食材】桂圓五十克，紅棗三十克，糯米兩百克。

【做法】糯米加入適量清水，煮成稀粥，紅棗去核拍散，待粥成之後，加入紅棗和桂圓肉，煮一個小時，再加入冰糖適量，即可食用。

# 十一、肝炎——

## 老中醫問診記

健強是A型肝炎患者，在應徵志願役的時候被刷了下來，心理很不高興。一時想不開便向父母發脾氣，因為在健強的意識當中，A型肝炎就是父母遺傳給他的，他很不甘心，認為帶著這種病，會影響自己的前途……

父母聽著健強的抱怨，也很痛心，但是也沒辦法。健強的姑媽是外公的老相熟病人了，得知健強因為肝炎問題不能應徵入伍，意願難展之後，覺得很可惜，也為了侄子的長遠健康著想，便帶了健強到外公這邊求診。

外公說，A型肝炎傳染性不像乙型肝炎那般，對個人的生活和工作影響不算特別大，首先讓健強不要過分自卑。另外，外公安慰健強說，肝炎，是可以通過食療治理的。像健強這樣，主要是陽氣不足，脾胃消化功能不好，導致肝氣鬱結，毒素難排所致，因此，外公建議健強多吃蜂蜜虎杖根，因為此方能夠提升肝臟的疏泄功能，同時能夠健脾開胃，適合健強的身體狀況。

另外，外公叮囑健強要按時睡覺，因為肝臟排毒是有最佳時機的，能夠抓住最佳時機進入熟睡狀態，自然保健效果更好。

於是，健強堅持長期飲用蜂蜜虎杖根，並且要求自己每天晚上不超過十一點上床睡覺，肝炎得到了很好的緩解。

## 老中醫病理剖析

外公說，引發肝炎的因素很多，有病毒、寄生蟲、細菌、藥物、化學毒物、酒精等因素，都可能在不同的身體機能條件下引發肝炎。病理主要是肝臟的細胞受到病毒源的破壞，使肝功能降低或者遭受損害，降低了肝臟排毒功能，進而引起身體的不適症狀的一種疾病。肝炎，有A型、B型、C型、D型、E型等，生活中常見的有A型肝炎和B型肝炎兩種。除了病毒源感染之外，有的時候營養不良和過度疲勞，甚至感冒，都可能使肝功能受損，引起肝炎。

外公認為，從中醫的角度上看，引發肝炎的原因主要是因為患者本身正氣不足，加上飲食不節制、損傷脾胃不能化濕，使濕熱內生，損脾傷肝，造成肝膽脾胃不和，累及心肺和血精，損傷正氣而導致了肝炎的發生。

外公建議，肝炎患者要在飲食和生活習慣兩方面加強調養。在飲食上要少吃多餐，不要一次吃太飽，增加肝臟排毒的負擔，食物也要選擇容易消化，營養均衡的食材來進食，不要進食過於肥膩和油炸刺激的食材，最好選擇性地食用雞蛋、魚、牛奶等高蛋白質的食物，提高肝中各種酶的活性，改善肝功能，促進損傷肝細胞的修復和再生。同時，要注意勞逸結合，保持心態樂觀，以平常心對待疾病。也可適當增強鍛鍊，一般來說，急性肝炎在病後六個月才能完全康復，做一些輕微的運動，可以加速康復，但切記運動過量，增加機體負擔，要量力而為，以身體不覺疲勞為大前提。

**偏方一　淸肝茶。**

【食　材】廣鬱金（薑黃塊根）十克、炙甘草五克、綠茶二克、蜂蜜二十五克。

【做　法】將廣鬱金、炙甘草和綠茶放入砂鍋中，加入適量淸水，煮沸後再煮十分鐘，起鍋前加入蜂蜜即可。

## 偏方二　赤小豆湯。

【食　材】赤小豆六十克，花生仁（帶衣）三十克，紅棗十個，紅糖兩匙。

【做　法】將赤小豆和花生仁洗乾淨放入鍋中，加清水適量，小火慢燉二十分鐘，再加入洗淨的紅棗，繼續燉三十分鐘，待食物酥爛即可停火。

## 偏方三　蜂蜜虎杖根。

【食　材】虎杖根五百克，北五味子兩百五十克，蜂蜜一千克。

【做　法】將虎杖、五味子洗淨，用砂鍋加水浸泡一個小時，水沒過藥物就可以。開中火煮沸，然後小火煎半小時，取汁，然後將煎汁和蜂蜜一起放進砂鍋，以小火煮沸五分鐘。

# 十二、高血壓——
## 老中醫問診記

很多人的心目中，高血壓是老年人的「專利」，其實不然。

范先生今年才四十二歲，便已經患上高血壓了……

雖然不是特別嚴重，但還是會有昏眩、心跳加快等症狀，在妻子的催促下，范先生還是找了外公。

范先生說，自己從每年的身體檢查中得知自己患了高血壓之後，已經格外注意飲食，但可能是由於之前總是大吃肉類和雞皮、鴨皮等，尤其是烤鴨什麼的，幾天不吃就覺得坐立不安。雖然現在已經少了很多，但是完全不吃肉對於范先生來講是個非常難辦到的事情，畢竟人到中年，需要為家奔波，為工作拼搏嘛。於是想請教外公一些有效降壓的方子。外公說，范先生屬於陰虛火旺的體質，也不適合服用過於降壓的食材，不然會加劇體內陰元衰退的情況，陰陽不調則身體不適。於是便給范先生介紹了杭菊鉤藤決明茶這位方子，能夠溫中清熱，不生內寒，不傷陰元，同時能夠有效降壓。

自此以後，范先生在飲食中依舊少吃肉食，還做到了完全不碰高脂肪、高膽固醇的食材，同時每天泡著一壺杭菊鉤藤決明茶來代茶飲用，在一年後的身體檢查中，范先生驚喜地發現自己的血壓降下來了，只是比正常水準略高一丁點兒，范先生很高興，還將方子介紹給同事們。

## 老中醫病理剖析

高血壓是社會上嚴重威脅人們健康的一種常見疾病，是指身體在靜息狀態下，動脈收縮或舒張壓偏高的症狀。由於老年人機能退化、年老體衰，加上血液管道會出現不同程度的生理性硬化或疾病性硬化，因此，老年人是高血壓的高發群體。同時，隨著社會壓力的不斷增大，不少中年人會應酬很多，煙酒過多，加上飲食不節，也容易造成血管高壓。高血壓，如果不及時處理，不注重日常調養，容易併發心臟、血管、大腦和腎臟等多個器官的功能性併發症，很容易造成全身性疾病，因此人們一定要提起重視。

偏方的主要食材是杭菊、鉤藤和決明子。杭菊和決明子有清肝明目，降低血壓的功效，鉤藤能清熱平肝，對於緩解高血壓所造成的暈眩有很好的療效，將三者煎煮成茶，經常應用，能有效緩解高血壓患者頭暈目眩、心悸煩躁、口乾舌燥等症狀。

外公還建議，高血壓患者可以在飲食中注意添加黑木耳、黃瓜和芹菜。因為，黑木耳營養價值豐富，而且富含鐵元素和維生素K，能幫助患者減少血液中的凝塊，預防血栓的形成，能有效防止冠心病和缺鐵性貧血的發生。黃瓜涼血止血、健脾潤肺、滑腸解毒，多吃能夠健脾補肺，防止血壓過高造成血液黏化。芹菜能夠有效幫助患者降低血壓，也應該多吃。

坊間流傳有用芹菜葉煎水飲用的偏方，從中醫的角度上講，芹菜煎水確實能有效降低血壓，但若能配合大豆、魚蝦、葵花子、核桃等含鈣豐富的食品一同食用，則效果更好，因為這些食材富含鈣質，據調查現實，鈣質吸收減少，是導致高血壓的重要原因之一，因此多吃含鈣的食物，對於緩解和防治高血壓也十分有效。

**偏方名**　杭菊鉤藤決明茶。

【食　材】杭菊五克，鉤藤十五克，決明子五克。

【做　法】將鉤藤、決明子加水煎液，隨後放入杭菊，悶蓋三十分鐘，即可調味飲用。

## 十三、哮喘——

## 老中醫問診記

東叔今年六十五歲了，身體一向壯健，但是進入秋季之後，老是氣喘。剛開始以為是換季導致氣管發炎或者過敏，稍做調理即可，可是情況卻不盡如人意……

東叔在夜裡甚至一躺下就開始氣喘不已，乾咳不斷，讓老伴看著就心慌，於是便硬拉著東叔前往外公家就診。

外公替東叔作了個詳細的檢查，發現他有支氣管發炎的苗頭，可是哮喘的根本原因還是在於肺氣不宣，心肺功能下降，抵抗力不足所致。於是外公給他介紹一味蛤蚧糯米粥。蛤蚧能夠止咳平喘，修復氣道，配合正氣養氣的糯米同煮，多吃點的話可以有效緩解東叔哮喘難平的病症。

同時，外公還讓東叔多做適量的宣肺運動，所謂宣肺運動，適合他這種年紀的就是深呼吸和伸懶腰。老年人平喘有個秘訣，那就是每天早上起來，到一個空氣優質的環境下，大大地伸懶腰，深呼吸，做點伸展運動，就能有效提升老年人的心肺功能。

於是東叔便按照外公的囑咐，每天早上服用蛤蚧糯米粥為早餐，吃完早餐便到社區的綠茵草地上散步，伸懶腰和深呼吸，不知不覺間，哮喘就好多了。

## 老中醫病理剖析

哮喘是一種以發作性喘息、氣急、胸悶和咳嗽，胸悶，呼吸困難等症狀為臨床表現的常見性、多發性呼吸系統病症。哮喘多在清晨或夜間較為活躍和明顯，如患者接觸到花粉、寵物毛髮或者塵埃較多的環境或特定氣味後，就更加加劇病情和發作。外公說，造成哮喘的因素有很多，主要有遺傳性和敏感性兩種致病源頭。

遺傳性，是指家族中有哮喘或較為嚴重過敏性疾病的直系親屬，患者因遺傳而患哮喘機率相對平常人高。

而過敏性因素是指過敏性體質的人，容易對塵蟎、花粉、寵物、黴菌等過敏原感到不適，或者是對堅果、牛奶、花生、海鮮類等食物過敏，過敏造成的喘息，初期表現是過敏性鼻炎或者皮炎，但是鼻咽一脈，當過敏性鼻炎進一步發展，就可能引發支氣管病變，容易造成過敏性哮喘。

偏方主要使用了鯉魚、蛤蚧和糯米。鯉魚能健脾開胃、止咳平喘、利尿消腫；蛤蚧則有補腎潤肺、納氣平喘的功效；糯米能夠補虛養血、健脾暖胃，常食對於補中益氣有很好的效果。因此，以蛤蚧或鯉魚與糯米同食，可以緩解氣急哮喘的症狀。但是，糯米較難消化，如果患者有腹脹、便秘等消化系統疾病，可以將糯米換成白米，以同樣的方法炮製蛤蚧粥和鯉魚粥即可。

**偏方一　蛤蚧糯米粥。**

【食　材】成年蛤蚧一只，糯米五十克，黨參十克，薑片適量。

【做　法】先將糯米煮成稀粥，蛤蚧切塊，與黨參、姜片一同放於糯米粥之中，熬煮一個小時後即可食用。

**偏方二　鯉魚糯米粥。**

【食　材】鯉魚一條，糯米兩百克。

【做　法】將鯉魚去鱗，紙裹考熟，去刺後磨研成細末，糯米煮成稀粥後拌入鯉魚的細末適量，空腹食用。

# 第八章

# 秘傳生活保健食療方

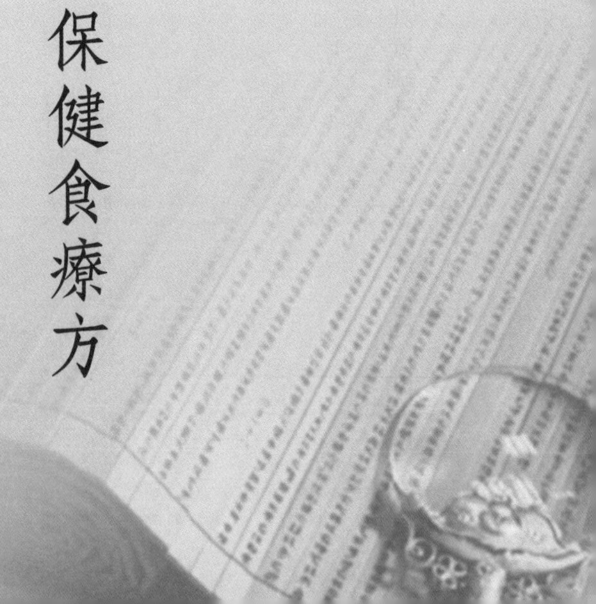

## 一、胃寒痛——

# 老中醫問診記

胃痛有很多種，不是所有胃部疼痛的致病原理都是一樣的。因此胃痛一定要對症下藥，辯證分治。

外公就曾經遇到這樣一個病人，一說胃痛，就吃小土豆。吃了好一陣子之後，胃痛還是沒有好轉，但是卻礙於面子，堅持自己的主張是對的，繼續多吃一點小土豆。直到一天早上，胃痛的情況非常劇烈，整個人蜷縮在床上，動彈不得，他才發現自己的堅持是錯的。

由於病人跟外公住得不遠，對方的兒子還親自上門請了外公，於是外公抱著醫者父母心的心態還是隨病人的兒子回到了病人的家中。外公見病人痛得青筋暴現，趕緊給他做了檢查，發現他其實是胃寒痛，意思就是胃內寒氣過盛，導致內部抽痛。病人說近來幾天胃部有脘痛的跡象，平日裡總是覺得口幹、口淡，要喝熱飲和甜飲。外公說，這正是胃寒痛的症狀。於是外公詢問病人的兒子，近期病人的飲食情況，因為飲食直接和胃病有關係。兒子便說父親最近就是天天吃小土豆，因為聽人家說小土豆能夠和胃，於是每天吃好些。外公說，胃寒痛有別於胃痛，應該以驅寒為主，小土豆雖能和胃，但是卻無利於祛除胃寒，反而因為消化困難，加重了脾胃的負擔。外公斷定他是胃寒，而不是胃酸過多，因此吃土豆其實並不適合，更加應該吃補陽養胃的食療，於是讓他趕緊多煮艾汁牛奶羹來吃。

病人按照外公的方子，連續吃了三天的艾汁牛奶羹，胃寒痛的跡象就有所緩解，至此，他再也不敢胡亂用藥，道聽塗說了。

## 老中醫病理剖析

胃寒，是指胃受外部寒邪所侵襲，導致胃中陰寒偏盛，陽氣虛損的一種疾病。由於由於患者脾陽虛衰，飲食不節，過食生冷之物或者寒邪直中所致。胃寒則容易導致患者出現胃寒痛的症狀，臨床表現為胃脘疼痛，嘔吐清涎，口舌乾淡、經常想飲用熱飲等症狀。由於現代生活中，冷飲、冷食較多，加之人們對飲食習慣多樣化的追求，使胃寒痛成為現代都市人生活中的常見病。

偏方的主要成分是艾葉和牛奶。艾葉有散寒止痛，溫經止血的功效，能抗菌消炎、保護胃黏膜、利膽以及緩解平滑肌痙攣的作用，因而對於寒性胃痛有很好的效果。牛奶，含有豐富的蛋白質，能夠起到保護胃黏膜，溫中健胃的功用，因此，用艾葉煎汁和牛奶燉成熱羹，常食能有效治療胃寒痛、心腹冷痛等疾病。

**偏方名** 艾汁牛乳羹。

【食材】艾葉三十克，牛乳五十克。

【做法】將艾葉切碎搗爛，煎汁取液，與牛乳均勻攪拌後，隔水蒸熟，即可食用。

## 二、腹瀉——

### 老中醫問診記

裴珊腸胃不大好，經常有腹瀉症狀，吃下東西後，不一會兒就會拉稀。剛開始，認為拉點稀也算是排便、排毒的一種，因此沒有多加留意……結果沒有及時治療，腹瀉情況不斷加重，出現身體虛脫的狀況，便趕緊向老中醫求診。

外公檢查到裴珊腸胃不和的問題，便問她平日的飲食習慣。她撇著嘴說，自己飲食也算正常，多是自己做飯吃，但是有個不好的地方，就是特別愛吃日本料理，不是吃生魚片就是天婦羅。外公嘖嘖搖頭，說脾胃不和的人最忌諱食用過多的生冷、肥膩及油炸之物，而她卻全吃上了，難怪腹瀉總是反覆出現。裴珊受到外公的教育，不敢說什麼。

她的腹瀉，主要是因為腸胃受熱，加上經常外出食用日本料理，不足以抵抗生魚片上的細菌所引起的腸道炎症，才會常常腹瀉。

要解決腹瀉問題，最好的方法就是殺菌的同時，收斂疏泄。於是，外公給裴珊介紹了烏梅茶，讓裴珊連續五天以烏梅茶代茶飲用。帶腹瀉收斂之後，還是要堅持每週飲用至少兩次，長此以往除了可以治療腹瀉問題之後，還能幫助裴珊調理脾胃。

於是裴珊在接下來的幾天時間，拿烏梅茶當水喝，不到三天，腹瀉便止住了，但是裴珊記著外公的話，於是堅持了五天烏梅茶代茶飲，後來也堅持將烏梅茶看成是一種保健飲品，多加飲用。

## 老中醫病理剖析

腹瀉，是指的排便次數增多，超過正常頻率，便質水分增加，摻雜有未完全消化的食物殘餘的一種疾病，是生活中的常見症狀。無固定病發高峰期，但在夏天和秋天相對高發。患者多伴有排便急迫感、肛門不適、失禁等症狀。臨床上可分為急性和慢性兩種。急性腹瀉發病比較快，病程大概為三周左右。慢性腹瀉的病程最多可在兩個月或以上，又表現為間歇性地在二至四週內反覆性發作的一種腹瀉狀態。

偏方一中的馬齒莧能清熱解毒，去除濕熱，白米健脾養胃，豬腰用作溫補中氣，將三者一同煮食，能夠健脾開胃，止瀉和胃，尤其適用于急性腹瀉患者。而烏梅茶能夠澀腸止瀉，可以作為輔助性的治療，在平時多加飲用。

另外，外公還建議患者可以在日常飲食中注意多吃黑木耳、草莓、番薯和海帶等食品。因為黑木耳中含有大量的植物膠質，吸附力很強，可以將殘留在人體消化系統的雜質吸附掉，使血液變得更加健康。草莓中富含多種有機酸、果膠、纖維素和礦物質，能清潔腸胃，緩解腹瀉症狀。番薯中含有豐富的膠質和膳食纖維，可以促進胃腸蠕動。而海帶則富含褐藻酸，可以降低腸道吸收放射性元素鍶的速度，將鍶從體內排出，減少有害元素在腸道內滋生，多吃可緩解腹瀉的症狀。

## 偏方一　馬齒莧豬腰粥。

【食　材】馬齒莧兩百五十克，豬腰一具，白米兩百克。

【做　法】將馬齒莧剁成碎末，豬腰切片，待白米煮成稀粥之後，降入豬腰片和馬齒莧，煮大概一個小時即可食用。

## 偏方二　烏梅茶。

【食　材】烏梅肉五十克，生薑二十克。

【做　法】生薑切絲，烏梅肉剁碎，泡一壺綠茶，將烏梅肉碎和生薑絲放入綠茶中泡大概三十分鐘，即可飲用。

## 三、便秘——

### 老中醫問診記

彭小姐是一家廣告公司老闆,一次加班途中突然昏厥,員工紛紛上前照料,還說要叫救護車。

沒想到彭小姐艱難地解釋道,其實自己只是便秘……

由於長期排便不暢,偶爾會出現腹部抽痛的情形,隨後彭小姐讓秘書到藥房買點通便茶來喝,上個廁所就行。有一位員工是外公的老病人,告訴彭小姐,外公對於運用食療治療疾病很有一套,加之通便茶是劇烈地讓腸胃清空排便的,雖見效快,但副作用大,會對腸胃造成損傷,建議彭小姐到外公那邊看診。

彭小姐在那位員工的帶領下,來找外公看診。彭小姐說,自己本來就是經常吃素的人,竟不知如何患上便秘這種慢性疾病。外公說,排便固然和食物中的纖維量高低有關,但是還和個人體質有關,她的身體主要是虛火燥盛,估計是熬夜很多,導致毒素上積於肝,下淤於胃,因此造成便秘的發生。外公建議她除了使用新鮮果蔬之外,還要適當進食能夠溫補陰元的食材，於是便介紹使用糙米粥。

彭小姐根據外公的偏方，多吃糙米粥，一個多月後，排便正常了，基本上能夠一天排一次便，更重要的是彭小姐宿便清空後，臉色還變得白裡透紅，連色斑都淡了許多。

## 老中醫病理剖析

便秘，是指排便次數減少、糞便幹結、排便費力、糞便量少導致腹脹不適的一種疾病。最常見的臨床表徵是排便次數減少，平均要兩到三天才排便一次，或者每週的排便次數少於三次。外公說，便秘，在很多眼中並不是一個大病，但是長久便秘會引發一系列的身體疾病，例如，有的患者持續六個月以上排便次數不足，就可以發生了慢性便秘，進而引發失眠、煩躁、焦慮等疾病。

從中醫的角度上看，便秘有脾腎陽虛型、腸熱氣虛型和肝脾氣滯型幾種。如果患者有唇色暗黑，面色青黑的病症，則為脾腎陽虛型便秘。如果患者的嘴唇，指甲缺乏光澤，汗多口臭，則是腸熱或脾肺氣虛型便秘。如果患者精神壓抑，面色潮紅，則多為肝脾氣滯型便秘。

外公建議，患有便秘的患者可以多吃胡蘿蔔、甜菜、蘋果、捲心菜、香蕉、柑橘等有軟化作用的果膠食品。多吃韭菜、芹菜、菠菜、糠皮、白薯、糙米、麥麩等富含纖維素的食物。

還可以多喝蜂蜜，因為蜂蜜有潤滑腸道的作用，多吃能緩解便秘症狀。同時，在生活中，要注意培養良好的喝水習慣，喝好每天第一杯水。早上最好喝一點淡鹽水，補充夜晚代謝所流失的鹽類，或者喝一杯白開水再吃早飯。因為晨起喝水，可以加強起床後直立反射和胃結腸反射，有利於形成良好的排便生物鐘。養成良好的排便習慣，不管有沒有便意，都要按時去排便，一段時間之後，就可以形成生物鐘，定時排便。還要注意適度運動，可以多散步、做體操，或者做增加腹肌力量的下蹲動作，改善體質，調理氣息，有助於排便順暢。

**偏方名**　糙米粥。

【食　材】糙米五十克，冰糖少許。

【做　法】將米洗淨，放入鍋中小火燉爛，即可調味食用。

## 四、催孕——老中醫問診記

裴珊曾經找過外公看診，是關於腹瀉的。自從那次之後，裴珊覺得老中醫的偏方效果很好，以食代藥的觀念很是值得推崇，於是再次找外公幫忙……

裴珊說，自己身體沒啥病痛，但是卻有些事情不得已。外公自然關心起裴珊來，便細心地詢問裴珊身體情況。裴珊說，自己跟丈夫結婚了，由於丈夫是獨生子，加上晚婚，來自公公婆婆那邊的求孫壓力很大。無奈自己身體不知道怎麼了，就是懷不上。

她說，剛開始，丈夫以為是自己的問題，畢竟丈夫比她大好幾歲，丈夫以為是自己年紀大了，精子品質和活力降低，便到醫院做了詳細檢查，卻發現身體很正常，連不少男人會患上的精子品質低下等疾病也沒有。於是矛頭便指向她了。她也沒辦法，只好請外公幫忙，看有無催孕助孕的方子。看她尷尬的樣子，外公就笑了笑跟她說，催孕的方子，還真的有。她一聽便是大喜。外公便介紹蟲草蓯蓉烏雞湯這味方子，得堅持喝上幾個月，最好能夠隔天喝，現燉現喝，吃肉喝湯。

裴珊自然嚴格按照外公的叮囑，結果四個月之後，裴珊剛到醫院檢查，就發現自己懷孕了一個月零五天，非常感謝外公，還說等孩子出生了，要帶孩子去看看外公，外公聽著也非常替她開心。

## 老中醫病理剖析

不育不孕，是指男女雙方在性生活正常的前提下，同居一處並有正常性生活兩年以上，在沒有採用任何避孕措施的前提下，仍然沒有懷孕的一種病症。

外公認為，女子難以懷孕的主要原因在於腎臟虧虛、氣血不足所致。女性如果房事過頻，或者同房不慎，就容易損傷腎精；另外，肝臟藏血，主疏泄，如果女性肝功能不好，肝鬱氣滯，影響內液疏泄，也會導致女性不孕。因此，要成功催孕，治理不孕症，應該要安臟腑、通氣血。

蟲草蓯蓉烏雞湯，主要材料是冬蟲夏草、肉蓯蓉和烏雞，三者都可以補腎溫精、調氣養血，對於治療腎虛不孕或者懷孕困難的病症尤為有效。在日常飲食中，懷孕困難的女性要注意吸收熱量，因為熱量是保證機能正常運作的前提，很多女性為了減肥或者想要保持苗條身材，不同程度地會刻意控制熱量吸收，其實，限制熱量攝入會影響子宮正常的排卵，不利於懷孕。要注意飲食均衡，不能偏食，要注重優質蛋白質、維生素和葉酸的吸收。避免飲用少吃茶、咖啡、可樂、巧克力等含有咖啡因的食物，因為咖啡因會影響下視丘的功能，使子宮出現排卵障礙。少吃胡蘿蔔，因為胡蘿蔔會抑制卵巢排卵，影響受孕。要少喝酒水。因為酒精中含有乙醇，會提升女性體內的兒茶酚胺濃度，打擾月經規律，抑制卵子生成。

偏方名　蟲草蓯蓉烏雞湯。

【食　材】冬蟲夏草十克，肉蓯蓉十克，烏雞一隻，生薑適量。

【做　法】將生薑和肉蓯蓉、冬蟲夏草放入鍋中煮至水沸，加入整隻烏雞放入鍋中，燉煮一個半小時，待烏雞爛熟，即可調味食用。

## 五、憂鬱症——

# 老中醫問診記

憂鬱症是一種難以自查的疾病，張大媽就是這樣一個病人。一向情緒波動很大，卻不知自己已經患病，尤其是張大媽年紀有五十多歲了……

早年憂鬱症一直沒有受到重視，很多人也不知道自己患上了憂鬱症。直到張大媽的情緒真的太差了，甚至有輕生的念頭，家人才意識到張大媽的問題很嚴重。

張大媽的女兒張小姐帶著張大媽來找外公，說媽媽身體虛弱，想求點溫和的方子來治療媽媽的精神問題。外公說，食療能夠幫助緩解張大媽的憂鬱症，但是這種精神疾病，歸根到底還是心病，終究要找出心結所在，才能得以根治，便詢問了張小姐關於張大媽的生活狀況。她說，媽媽是寡母，在她年紀還很小的時候，父親因為車禍去世了，剩下母女二人。自己年紀大了，終究得嫁人，現在她隨夫家搬到了外地。外公算是明白了，張大媽的心結大概就是女兒遠嫁。因為張大媽是寡母，必然將全部精神都寄託在女兒身上，而今女兒遠嫁，見不著，摸不到，成了獨居老人，容易胡思亂想。加上張大媽的身體狀況不好，憂思不解，肝氣鬱結，容易產生消極情緒。於是外公給張大媽介紹了一道遠志棗仁粥，並勸她是否願意將母親接往同住。

張小姐認真考慮了外公的建議，直接將母親接到她的住處，並且每晚給媽媽做遠志棗仁粥，結果不到一個月，張大媽的精神好多了，憂鬱症漸漸遠離了張大媽。

## 老中醫病理剖析

憂鬱症是一種以躁狂憂鬱症的一種發作形式常見的心境障礙，主要以顯著而持久的心境低落為主要臨床特徵，嚴重影響患者的生活和工作。如果患者發現自己持續三個月以上情緒低落、思維遲緩或者意志減退的話，就要開始提防憂鬱症的發生。

外公說，由於憂鬱症本身並無明顯的外表病症，從而使很多患者忽視了憂鬱症本身的影響，認為憂鬱症本身可能只是一種心理情緒的發射，而忽視了憂鬱症本身可能對生理機能所造成的影響。從中醫的角度上講，憂鬱症多由肝氣鬱結，心智不宣所引起，根本上要從內調方向加以治療。外公建議，患有憂鬱症的人士，可以在日常生活中多吃香蕉、全麥麵包和南瓜。因為香蕉可以振奮精神和提高信心。全麥麵包則含有豐富的碳水化合物，可以幫助血清素增加，緩解精神萎靡不振的現狀。而南瓜，富含維生素$B_6$和鐵質，能將身體所儲存的血糖轉變成腦部唯一的燃料——葡萄糖，因此，多吃這些食材，有利於緩解腦部活力不足、抑鬱不振的病症。

偏方名　遠志棗仁粥。

【食　材】遠志、枸杞、炒棗仁各二十五克，白米兩百五十克。

【做　法】將上述三種食材置於鍋中，加入適量清水與白米煮成粥，即可調味食用。

## 六、頻尿——

## 老中醫問診記

張建今年四十歲，正當壯年，可是由於啤酒喝多了的緣故，老是頻尿。初期，張建就認為是啤酒惹的禍，因為啤酒利尿是眾所皆知……

但是隨後，張建戒了啤酒，頻尿問題還是無法解決，已經進展到晚上會因憋尿而睡不著，明明睡著了，一有尿意就馬上轉醒的地步，頻尿的急迫性很強，對生活造成很大的影響。

後來，張建跟朋友聊天的時候說起自己頻尿的問題，在朋友的介紹下，得知外公的中醫偏方很見效，於是便找外公看診。

外公替他作了檢查，發現張建腎元虧虛的情況嚴重，加上精氣不穩，導致膀胱的鎖尿能力嚴重下降。張建十分憂心，便對外公一一坦白，說自己總愛喝各式各樣的啤酒，對於啤酒傷身的觀點早有耳聞，卻一直不當一回事，現在卻害慘身體。外公見他沮喪的神情，便趕緊安慰他不必灰心，所幸年紀還不大，各種臟腑的功能還是相對健康的，只要注意今後飲食，培養健康的日常食膳，就能調理好身子。加上，如果他能夠戒除酒精的話，補腎功效更加能事半功倍。

張建便按照外公給的方子，多喝四味蠶蛹湯，平時開始多加鍛鍊身體，大概一個月，他的排尿次數正常了，再也不會有急迫性的排尿意識，生活重回正軌。

## 老中醫病理剖析

頻尿是指排尿次數明顯增多的一種常見疾病，有生理性和病理性的區別。正常成人每天日間平均排尿四至六次，夜間就寢後兩次；嬰兒晝夜排尿二十到三十次。如果患者在飲食當中超量飲水，造成排尿次數過多，這屬於生理性的頻尿。但如果在水分攝入正常的前提下，排尿次數明顯超過了正常範圍，則有可能是頻尿。引發頻尿的原因較多，包括有神經精神因素、病後體虛、寄生蟲病等。

外公說，四味蠶蛹湯能補益肺脾腎、縮尿熱腰，對於治療頻尿有很好的功用，頻尿患者可以定期多加飲用。同時，外公提醒，頻尿患者在生活中要儘量避免食用冬瓜、西瓜、玉米須等利尿的食材。因為冬瓜性寒，有利水消腫的功能，頻尿患者應當禁食。同樣，西瓜和玉米須性微寒，利尿利水，腎氣不足、小便頻多的患者要禁食。外公建議，頻尿的人士，可以多吃能夠益氣補腎，收斂小便的食材，例如栗子、核桃、羊肚、豬肚、海參、烏雞、金櫻子、山藥、韭菜、枸杞、生薑、芡實等，都比較適宜頻尿患者在平常飲食中多加食用。

另外，外公還說，頻尿患者應該加強鍛鍊身體，增強身體素質，提升機體抵抗能力，防止感染細菌、病毒後免疫反應損害的發生。要注意保護腎臟健康，要根據天氣的寒暖變化增減衣服，避免出汗，警惕風寒的侵襲。同時要講究勞逸結合，做到按時作息，可以維持人的身體平衡與陰陽調和。

**偏方名** 四味蠶蛹湯。

**【食　材】** 蠶蛹、核桃仁各二十五克，芡實、黨參各十五克，白果（銀杏）五枚，生薑適量。

**【做　法】** 將上述食材放於鍋中，加入清水適量，煎煮一個小時，即可調味食用。

## 七、消瘦症——

### 老中醫問診記

小初是國中生，沒有刻意減肥，而且還吃得很多。一日四頓，早餐、午餐、晚飯、宵夜，可就是不見長肉，而且還日漸消瘦……

由於導致消瘦的原因很多，媽媽雖然擔心，但是一時間還沒想到女兒是患病了。只是覺得女兒可能營養不足，於是在日常飲食添加不少滋補的食材，希望幫助女兒長肉。直到有一次，學校例行健康檢查，體檢報告顯示小初患有中度營養不良，媽媽一看便傻了眼，完全不知道問題出在哪裡，於是帶著小初找外公看診。

媽媽跟外公說，小初的飲食一點兒都不差，肉類、蔬菜類、牛奶、鈣片、燉品等一樣不少，就是不知道為什麼她還是日漸消瘦，而且營養不良，是不是脾胃出了什麼問題？外公勸媽媽別急，趕緊替小初檢查後，發現她確實是脾胃不和。脾胃不佳，則消化不好，進而影響營養的吸收。小初就是這樣，胃不好，消化不了食物，便吸收不了食物的營養，而媽媽不清楚狀況，準備更多的肉類或者補品，反倒加重了脾胃的負擔，使她的脾胃更加難以調和，於是出現日漸消瘦和營養不良的問題。

外公說，小初還年輕，基本上只要一天三頓吃足，葷素均衡就可以了，大補大燥的食材大可不必。再者，外公跟小初說，脾胃不和一定有元凶，小初難以抵擋外公的詢問，便從實招來了，說自己愛好冷飲和冰淇淋之類的生冷食品。外公嚴肅地對小初說，生冷之物容易損傷脾胃，暫時不適合吃，要等身體恢復之後才能少量進食。

剛好提到喜歡吃冰淇淋和牛奶，於是外公便巧妙地教了媽媽一道乳酪山藥粥，山藥能夠健脾開胃，而乳酪可以潤滑腸道，幫助吸收和消化，還是能讓她胃口大開的口味，大概三個月，便增重了兩公斤半，臉色也紅潤起來。

## 老中醫病理剖析

消瘦，很多看來是營養不良或是腸胃吸收不好的正常生理反應，甚至有不少女性刻意追求消瘦。但其實，如果飲食正常的情況下，形體過於消瘦，往往是一種病——消瘦症。消瘦症，指體內的脂肪與蛋白質含量減少，當體重下降超過正常體重的百分之十時，即稱為消瘦，屬於一種亞健康狀態，容易導致疲倦、體倦乏力、免疫力差、抵抗力低、耐寒抗病能力弱等多種疾病，不能不多留意。

乳酪山藥粥，可以改善脾胃，對於食慾不振、形體消瘦的患者尤為合適，而三鮮羹能夠補氣養血，健脾增肥，特別適合消瘦的女性食用。

外公說，消瘦症的治療，最好是配合日常飲食進行內調，建議患者多吃羊肉、核桃、韭菜、肉桂和山藥、乳鴿、雞肉等食材。因為羊肉能夠補益元氣、補養心臟、壯胃健脾、補腎提陽，多食可調理脾胃，增強體質，改善消瘦病症。核桃能夠治療肺虛寒、改善腸道便秘、滋潤五臟，經常食用可以改善因陽虛體質所致消瘦的情況。

韭菜能補益陽氣、補腎暖腰，改善肝腎虧虛的狀況，多食能夠改善陽虛腎臟寒冷、陽氣不足、腰膝寒冷等不適症狀。肉桂辛熱純陽，有驅散寒氣，補益陽氣，溫暖血液經脈的功用。將肉桂磨成粉和生薑、紅糖一起沖水喝，能增長氣血，強身健體。而乳鴿和雞肉能夠滋腎益精、健胃益脾、助消化，有延年益壽之效；乳酪可養肺潤膚、養陰生津。

偏方一　乳酪山藥粥。

【食材】山藥一百克，乳酪十五克，白米兩百克，白糖適量。

【做法】鮮山藥搗泥備用，待白米煮成稀粥後，加入山藥泥攪拌均勻，再加入乳酪、白糖；用文火煮熟，不斷攪拌，即可食用。

偏方二　三鮮羹。

【食材】雞胸肉一百克，番茄三十克，牛乳三十克，豌豆五十克，蛋清四只，調味料適量。

【做法】雞肉剁成肉泥，與牛乳、澱粉、蛋清一起放在大碗中調勻，番茄去皮切成顆粒，在雞湯裏加入豌豆，煮沸後放入雞肉泥、番茄和調味料，用太白粉勾芡，煮沸即可食用。

# 八、腸胃積食——

## 老中醫問診記

一天，小唯在父母的陪伴下進到老中醫的診間。小唯的媽媽說，小唯是典型的「海鮮控」……

昨天一家三口去了附近的海島玩，新鮮的海魚、青蝦、螃蟹等諸多海產不勝枚舉，作為「海鮮控」的小唯怎麼能放過這些海味！據不完全統計，當晚一頓晚飯，他就將近吃了兩斤螃蟹。

第二天，爸媽早在飯店門口準備前往下個旅遊行程，就是久等不到小唯出現，原來他已經蹲在洗手間近大半個小時，一直不肯出來。

爸媽都很著急地敲門，以為出什麼事了，結果他跑出來說自己便秘，肚子脹痛，很不舒服。旅程提早結束，爸媽趕緊帶著小唯找外公，看看是不是腸胃出了問題。聽這麼一說，外公趕緊檢查他的腸胃，在腹部按壓了幾下，把了脈再細聊幾句，便明白便秘的緣故了。小唯說自己感覺肚子脹痛，很想排便，卻一直排不出來。

外公在確定小唯比較愛好海鮮，吃東西也不節制的情況下，認為他有可能是積食。讓爸媽先買點蘋果、龍眼和柳丁，然後將蘋果切塊、龍眼取肉、橙皮切絲，泡在沸水裡面半個小時給他喝下，並要他回家後多喝山楂水。

等了一個小時，小唯喝下外公叮囑的三果茶，竟然不消幾分鐘便跑到洗手間，出來之後渾身輕鬆，笑說終於排便暢順了。外公不忘囑咐小唯及其父母：海鮮、辛辣等東西容易導致積食，造成腸胃無法消化、肚脹、排便困難，往後飲食上要有所節制。

## 老中醫病理剖析

積食，是中醫醫學上常見的生活病，也是一種腸胃病。指的是飯食過量，損傷了脾胃，導致消化不良，食物久久停滯在脾胃之中，引發腹脹腹痛，又難以排便的病症。積食，一方面反映出飲食不規律對腸胃造成的傷害，另一方面也反映了脾胃、腸道等消化系統的運作不暢。

外公說，人們之所以會出現積食的病症，歸根到底是自身的胃功能不好，因此，患有積食的人應該在生活中多飲以上兩種果茶，因為山楂、蘋果、龍眼等食物，不但可促進腸胃多種消化液的分泌，加快胃腸蠕動，增加消化吸收功能，同時可避免發生胃腹脹痛、打嗝返酸、噯氣、便秘等，還有順氣、祛濕、護腸胃的多重功效。

同時，外公還建議適度的日常飲食，早餐要吃好，講求營養，貴精不貴多，雞蛋控制在一個之內，可以多吃粥、湯等流質類主食；午餐一定要吃飽，但是容易出現積食的人最好控制在八成左右即可，不要造成腸胃的負擔；晚餐，相對午餐分量而言，要吃得少，因為晚上胃酸分泌減少，腸道蠕動活性降低，吃得太飽，就容易吃撐，久而久之引致積食。

**偏方一　三果茶。**

【食　材】蘋果一個，龍眼三十克，橙皮五克。

【做　法】橙皮切細條，蘋果去皮切小塊，將橙皮條、蘋果肉塊和龍眼肉置於杯中，倒入沸水，用茶蓋燜上半小時後就能代茶飲用。

**偏方二　山楂茶。**

【食　材】乾燥山楂三十克，蜂蜜適量。

【做　法】將山楂置入鍋中，注入清水適量，煮半小時，加入蜂蜜或蔗糖適量，即可飲用。

## 九、甲狀腺亢進——

# 老中醫問診記

一位老太太帶著自己的孫子來找外公看病，讓外公記憶非常深刻……

太太的子女，也就是孩子的父母遠在外地工作，因此老太太成了「獨居老人」，孫子則是隔代教養的「鑰匙兒童」，最近孩子確診患上了甲狀腺亢進症，老太太說，曾經帶孫子到醫院進行治療，但昂貴的醫藥費對家庭造成極大的負擔。老太太從鄰居那邊聽說外公看病公道，藥方溫和有效，便上門來找外公求助。

外公解釋說，因為甲狀腺亢進是一種需要長期性治療的疾病，和感冒發熱不同，因此負擔確實會相對較大。經檢查後，孩子確實是甲狀腺亢進，由於年紀還小，可以慢慢調理。但是甲狀腺亢進需要活血祛瘀、疏肝解鬱，要是大補血氣的話，一些名貴藥材也是免不了。外公怕老太太家裡不方便，承擔不起太昂貴的中藥，於是根據藥食同源的原理，研究出佛手粥這味食療，希望能夠幫助孩子，同時建議老太太多給孫子吃什錦豆腐，價錢便宜而且烹煮方便。

兩個月後，老太太帶著男孩過來，頻說外公建議的食療——佛手粥和什錦豆腐還真有效，自此，老太太不時帶著孫子前來看望外公，讓診間充滿歡樂氣氛。

老中醫病理剖析

俗稱的甲狀腺亢進，病名是「甲狀腺毒症」，指的是增多的甲狀腺激素進入人體循環後，影響全身組織和器官，造成機體的神經、血液迴圈、消化等各系統異常興奮性增高，導致代謝異常加快的一種疾病。患者一般容易感到饑餓，食量雖大，卻面黃肌瘦，而且經常出汗心慌、心跳增快，嚴重者更有肌肉萎縮的症狀。

中醫認為治療甲狀腺亢進的病患，應該從疏肝解鬱、理氣化痰、活血祛瘀三個方面入手，同時要配合食療，注重患者身體內在的滋陰養血和補益元氣，側重調理內部臟腑功能，自內而外地恢復身體各個系統的正常功能，尤其是人體的免疫功能。由於此症患者食量大、代謝快、消化不良、營養不足，因此，上述兩味食療可為患者提供溫和的營養。

同時，外公提醒此症患者，平日可多吃肉類、豆類以及動物內臟、新鮮蔬果等，提升高熱量、高蛋白和高維生素的吸收，但纖維素過多的食物得避免，怕身體吸收不了；另外還可以適當補充鈣質，但不可食用辛辣、海鮮、濃茶、咖啡、煙酒等，最最重要的是，含「碘」的食鹽及食物都不能吃，一定要切記。

## 偏方一　佛手粥。

【食材】佛手十克，海藻二十克，粳米一百克，紅糖適量。

【做法】將佛手用適量水煎汁去渣，再加入海帶、粳米、紅糖熬煮成粥。

## 偏方二　什錦豆腐。

【食材】豆腐兩塊，番茄一百克，黑木耳、豌豆、胡蘿蔔等各二十克，蔥薑適量。

【做法】將豆腐、番茄切塊，油滾下鍋，將黑木耳、豌豆、胡蘿蔔等材料先爆炒，再放入番茄和豆腐，置入調味料，加清水五十克，二十分鐘即可食用。

## 十、嗓子乾癢疼痛——

## 老中醫問診記

婷婷連續幾年代表公司參加聯歡晚會，但是今年因為身體不適，導致歌唱演出失常，使得老闆不太滿意。

鬱鬱寡歡的她，告訴老中醫老覺得嗓子乾癢，吃什麼、喝什麼都於事無補，下禮拜還有場表演，希望能開一些調理聲帶的藥方……

外公檢查婷婷的嘴巴，發現她的扁桃腺體及咽喉都沒有發炎等症狀，這樣子無緣無故嗓子乾癢，應該是燥熱邪毒侵犯肺腑所致，並無大礙。由於她頻說自己演出在即，外公便為她量身訂做了一套食療方——四味湯膳。外公說，可以在早上起來的時候，趕緊喝一杯生薑水，能夠滋養咽喉、溫和養胃，白天則可以沖泡羅漢果茶或桔梗茶。到了晚上就不能偷懶了，一定要動手煮一個雪梨荸薺湯。外公要她一天四味方子，堅持幾天，包準嗓子乾癢就能痊癒。

於是，她按照外公的食療方一週後，之前嗓子乾癢的感覺都沒了，還覺得喉嚨有股甘甜的滋味。演出當天，果然用甜美的聲線征服了聽眾，讓她非常感謝外公的家居偏方。

## 老中醫病理剖析

咽喉，是人的呼吸通道，也是直通肺部的門戶。由於工作壓力、熬夜加班、飲食不當，或者煙酒過多等因素，有的人會不時有嗓子乾癢、疼痛的症狀，一般人認為嗓子乾癢就是喉嚨痛，多因上火燥熱引起，因此不加重視，或者只吃點消燥熱的湯膳便不加理會。但中醫學認為，嗓子乾癢疼痛，不一定都是燥熱惹的禍，很多時候，外界的燥熱邪毒侵犯了肺腑，導致肺失滋潤，就會出現咽喉發乾疼痛、嗓子發癢的症狀。因此，要解決嗓子乾癢疼痛的問題，首先要從內部調養入手，應該滋養肺陰，清除燥邪。

因此，當外界燥邪侵犯肺部，導致津液耗傷，出現陰虛火旺的體質，清肅失司編按，應該從滋養肺陰，清除燥邪入手。日常預防嗓子乾癢，不妨選擇一些飲品保護嗓子，即可有效治療咽喉疼痛等問題。

同時，外公提醒，容易出現嗓子乾癢，或是容易上火導致咽喉不適的人，應該特別注意營養的均衡吸收，室內要冷暖適宜，不能將空調溫度調得過低，也不能讓自己太過悶熱，儘量在工作空檔到空氣新鮮的戶外透透氣。平日少吃辛辣上火等刺激性的食物，並作適當活動，多加鍛鍊身體，尤其是慢跑、游泳等有利於呼吸系統和提升心肺功能的運動。

【編按】清肅失司，指肺部清肅下降功能的病變，導致呼吸急促、痰多易喘的症狀。

偏方一　雪梨荸薺湯。

【食　材】雪梨兩個，荸薺十個。

【做　法】將雪梨和荸薺去皮切塊，加水煮三十分鐘後，加入冰糖少許調味，即可飲用。

偏方二　羅漢果茶。

【食　材】羅漢果一個。

【做　法】將羅漢果敲成小塊狀，開水泡服即可。

## 偏方三　桔梗茶。

【食材】桔梗十五克，甘草三十克。

【做法】將桔梗和甘草洗淨，放於杯中，開水泡服。

## 偏方四　蘿蔔生薑飲。

【食材】蘿蔔半個，生薑適量。

【做法】分別將生薑和蘿蔔搗爛，取其鮮汁，不加煎煮，混合鮮汁後飲用，可適當加入砂糖調味。

國家圖書館出版品預行編目 (CIP) 資料
燃固本：100個中醫經典老偏方，疾病掃光光 / 朱惠東編著. -- 第一版.
-- 臺北市：博思智庫，民 103.11
360 面；14.5x21 公分
ISBN 978-986-90436-8-7( 平裝 )

1. 偏方

414.65　　103019318

預防醫學 06

# 固本

## 一百個中醫經典老偏方，疾病掃光光

作　　者　朱惠東
總 審 訂　陳品洋
執行編輯　吳翔逸
美術編輯　林采瑤
行銷策劃　李依芳

發 行 人　黃輝煌
社　　長　蕭艷秋
財務顧問　蕭聰傑

出 版 者　博思智庫股份有限公司
地　　址　104 台北市中山區松江路 206 號 14 樓之 4
電　　話　(02) 25623277
傳　　真　(02) 25632892
總 代 理　聯合發行股份有限公司
電　　話　(02)29178022
傳　　真　(02)29156275
印　　製　永光彩色印刷股份有限公司
定　　價　320 元
第一版第一刷　中華民國 103 年 11 月

ISBN　978-986-90436-8-7
2014 Broad Think Tank Print in Taiwan



博思智庫 Facebook 粉絲團　Facebook.com/broadthinktank